儿童急救手册

SAFETY FIRST

胡维勤◎主编

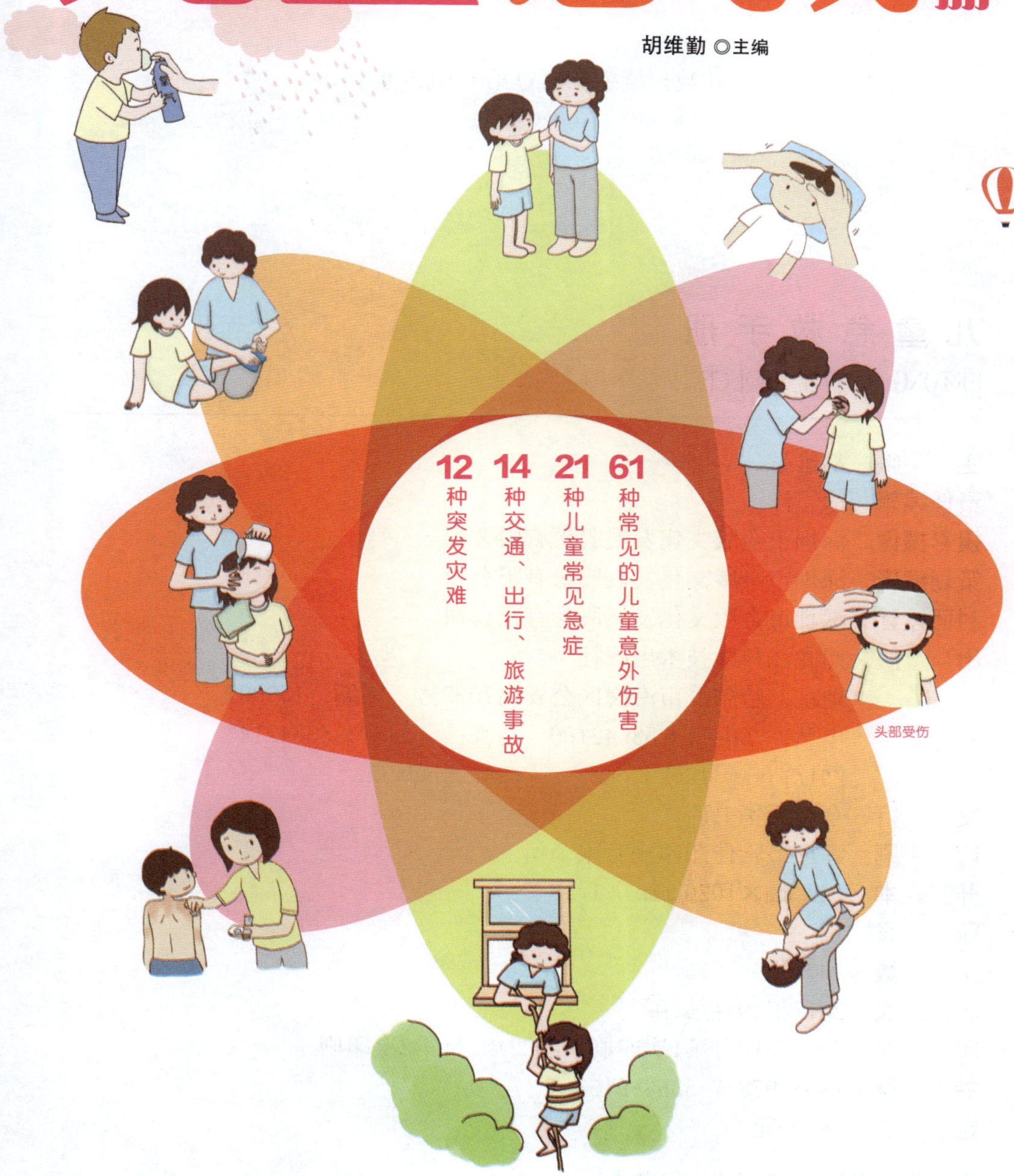

61 种常见的儿童意外伤害

21 种儿童常见急症

14 种交通、出行、旅游事故

12 种突发灾难

黑龙江科学技术出版社
HEILONGJIANG SCIENCE AND TECHNOLOGY PRESS

图书在版编目（CIP）数据

儿童急救手册 / 胡维勤主编. -- 哈尔滨 : 黑龙江科学技术出版社, 2017.10（2022.3重印）
ISBN 978-7-5388-9161-4

Ⅰ. ①儿… Ⅱ. ①胡… Ⅲ. ①儿童－急救－手册 Ⅳ. ①R459.7-62

中国版本图书馆CIP数据核字(2017)第041025号

儿童急救手册

ERTONG JIJIU SHOUCE

主　　编　胡维勤
责任编辑　徐　洋
摄影摄像　深圳市金版文化发展股份有限公司
策划编辑　深圳市金版文化发展股份有限公司
封面设计　深圳市金版文化发展股份有限公司
出　　版　黑龙江科学技术出版社
地址：哈尔滨市南岗区公安街70-2号　邮编：150007
电话：（0451）53642106　传真：（0451）53642143
网址：www.lkcbs.cn　www.lkpub.cn
发　　行　全国新华书店
印　　刷　深圳市雅佳图印刷有限公司
开　　本　723 mm×1020 mm　1/16
印　　张　12
字　　数　200千字
版　　次　2017年10月第1版
印　　次　2017年10月第1次印刷　2022年3月第2次印刷
书　　号　ISBN 978-7-5388-9161-4
定　　价　48.00元

目录
CONTENTS

Part 1 儿童急救是每一位父母的必修课

Part 2 必须掌握的儿童急救操作技术

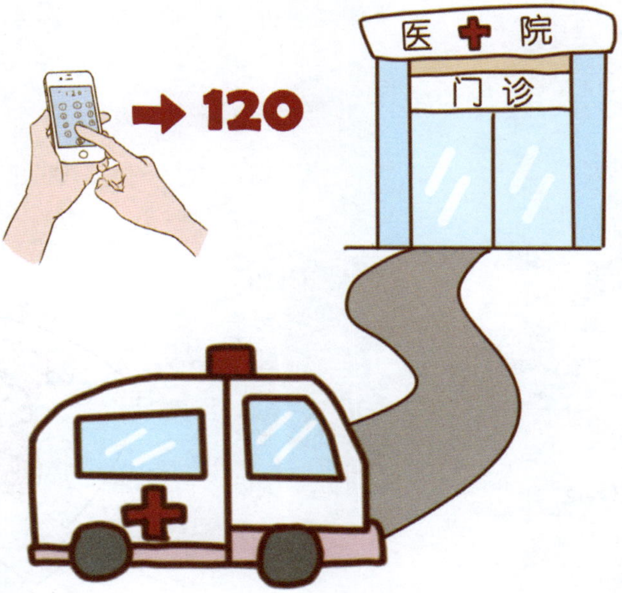
120
医 院
门 诊

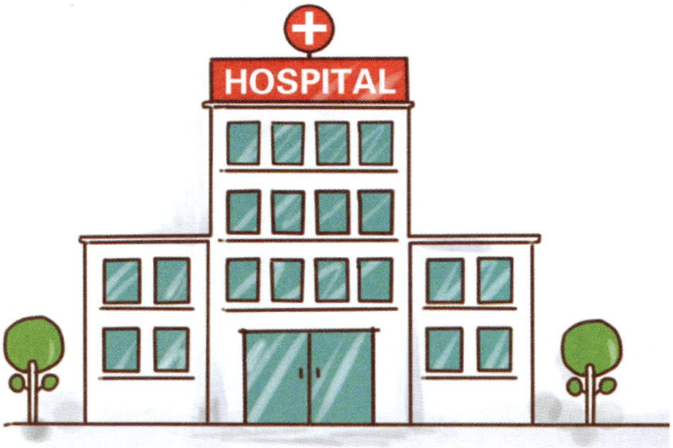

Part 4 儿童常见急症的急救

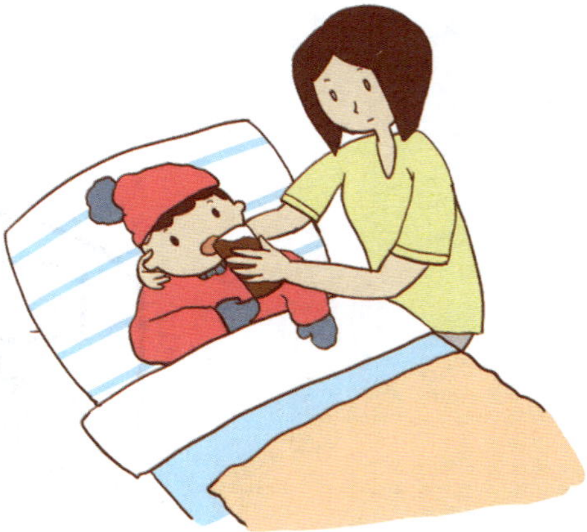

Part 5 交通、出行、旅游事故的儿童急救

Part 6 突发灾难的儿童急救

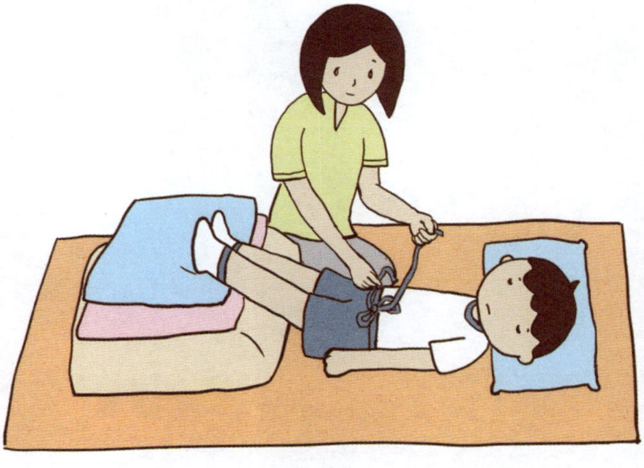

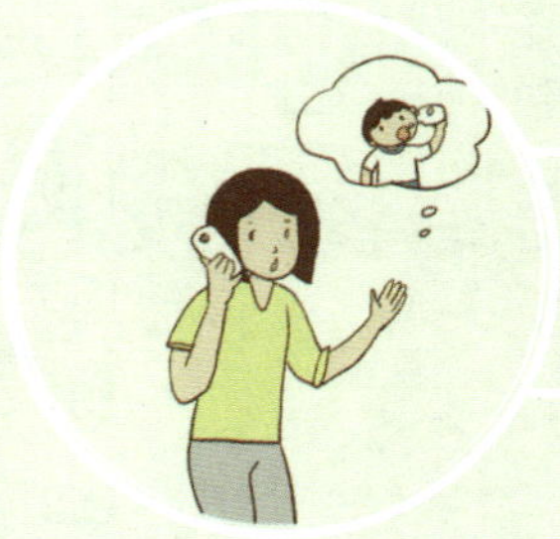
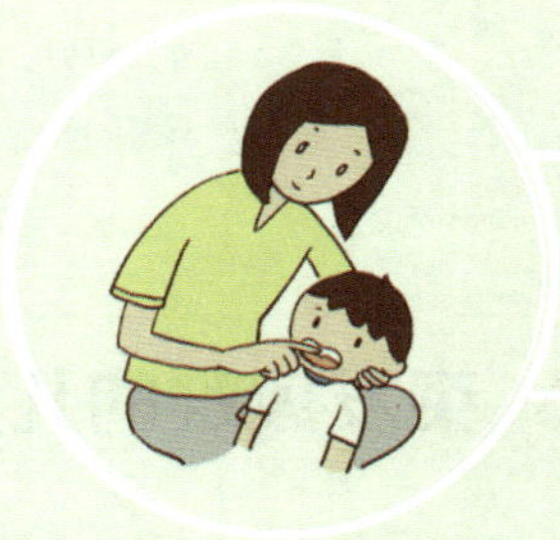
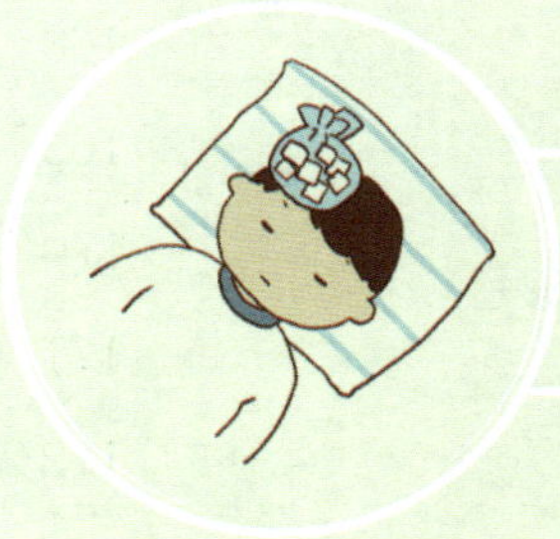

Part 1

儿童急救 是每一位父母的必修课

生活中我们经常看见这样的场景：孩子突发意外受伤了，家长不知所措，急得满头大汗，然后按自己的想法随意处理孩子的受伤部位。有时候他们的处理方法错误、有害却浑然不知。本章介绍儿童急救的基础知识，希望各位家长能掌握正确的急救方法。

一、关于急救，父母必须掌握的知识

孩子的健康成长是全家人最幸福的事儿。但现实是孩子难免会磕磕碰碰，意外受伤。因此，作为看护者的父母必须掌握一些基本的急救知识。

急救成功的要诀

急救成功的要诀是：冷静 + 急救技能。

- 有时，孩子的生命只在一瞬间就会有危急情况发生，这时父母首先要冷静，且要充满信心。平稳的心理素质可能成为您挽救孩子生命的决定因素，再丰富的急救知识和技能也代替不了良好的心理素质。
- 作为父母，如果您已经具有了足够的心理准备，那么，学习一些急救技能会使您的救助更趋完善。在具备正确急救知识的同时，更重要的是经由训练，习得技术。

热敷

热敷能使肌肉松弛、血管扩张、促进血液循环。它有消炎、消肿，减轻疼痛及维持体温的作用。

方法一：使用热水袋，称为干热疗法。

- 用 60 ~ 70℃的热水灌至热水袋的 2/3，排出袋内气体，拧紧螺旋盖。昏迷患者、老人和小孩热敷时水温应调至 50℃。
- 将热水袋装进布套内或用毛巾裹好，放在患病部位。
- 也可把盐、米或沙子炒热后装入布袋内，代替热水袋热敷。
- 一般每次热敷 20 ~ 30 分钟，每天 3 ~ 4 次。

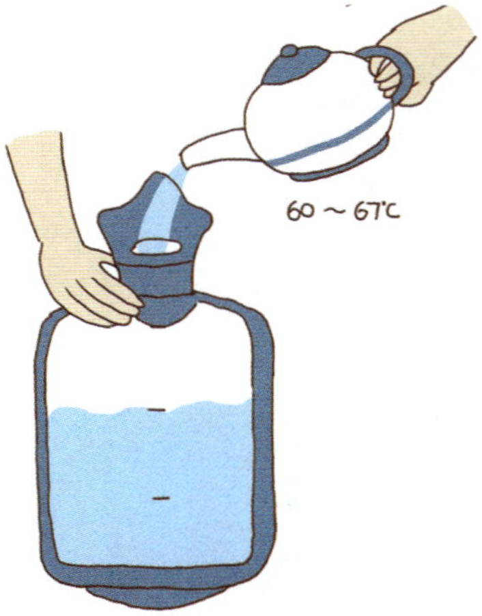

方法二：使用热毛巾，称为湿热疗法。

- 将毛巾在热水中浸湿，拧至半干后敷于患病部位。
- 在热毛巾外面可以再包覆一层毛巾或棉垫，以保持热度。
- 一般每 3 ~ 5 分钟更换一次毛巾，最好两条毛巾交替使用。
- 每次热敷时间 15 ~ 20 分钟，每天敷 3 ~ 4 次。

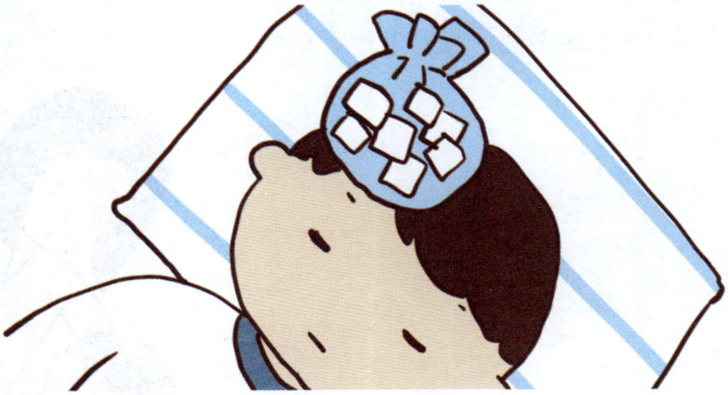

冷敷

冷敷是湿敷法的一种，可使局部毛细血管收缩，减轻局部血管充血，有消炎、止血、止痛、皮肤散热、降低体温的作用。

方法一：冰袋冷敷。

- 在冰袋里装入半袋或 1/3 袋碎冰或冷水，把袋内的空气排出，扎紧袋口。
- 将冰袋放在病人额头、腋下、大腿根等处。
- 没有冰袋时，也可用塑料袋装入碎冰代替。
- 一般每次冷敷 20 ~ 30 分钟，每天 3 ~ 4 次。

方法二：毛巾冷敷。

- 把毛巾或敷布在冰水或冷水内浸湿，拧干敷在患处。
- 毛巾温度升高后立即更换。最好用两块毛巾交替使用。
- 若需要退热时，可用毛巾或纱布包上冰块，冷敷四肢、背部、腋窝、肘窝、腘窝和腹股沟等处。
- 敷后用毛巾擦干皮肤。

酒精擦浴降温

用酒精擦浴高热病儿的身体，并借酒精的挥发作用带走体表的热量而使体温降低。

- 用一块小纱布蘸浸体积分数为 75% 的酒精，置于擦浴的部位。
- 先用手指拖擦，然后用掌部做离心式环状滚动。
- 边滚动边按摩，使皮肤毛细血管先收缩后扩张。
- 一般每次擦浴 10 ~ 20 分钟，每天 3 ~ 4 次。

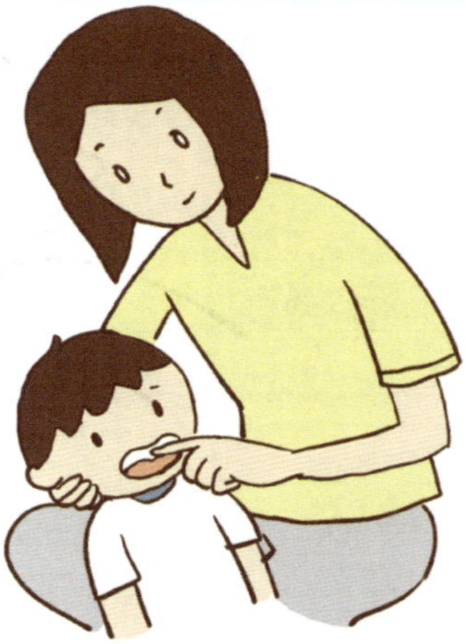

催吐

催吐可以帮助排出靠近喉咙的气管异物。

- 首先要确定患儿意识清楚，其他生命体征平稳。
- 确认不是腐蚀性的酸碱中毒和石油产物（汽油、油漆等）中毒，这两类中毒不能用催吐的方法解毒。
- 患儿取坐位或自动体位，前胸围好塑料护裙，盛水桶置患儿座位前。
- 准备催吐饮用溶液，如生理盐水、5% 葡萄糖盐水、白糖水、母乳、牛奶或米汤等，温度为 25 ~ 33℃。
- 引导、诱使小儿多次饮入催吐溶液，每次摄入量可根据患儿年龄，一般 1 岁以下 30 ~ 120 毫升；1 ~ 2 岁 100 ~ 180 毫升；2 ~ 3 岁 150 ~ 250 毫升；3 ~ 4 岁 180 ~ 300 毫升。
- 一般饮入催吐液体后即可引起呕吐，若未吐出，可用压舌板、手指或汤匙刺激孩子的舌根或咽部，引起反射性呕吐，并轻轻按压孩子上腹部协助吐出。
- 反复进行“饮水—催吐—饮水—催吐”，直至吐出的液体清亮、无色、无异味时为止。一般饮入液总量为 1000 ~ 4000 毫升。

二、儿童急救的原则

不要惊慌失措：遇事慌张，于事无补。如慌慌张张用手拉拽触电者，只能连自己也触电。这时首先应该切断电源，用木棍等绝缘体使孩子脱离电源再行救护。

不要自作主张：比如急性腹痛，过量服用止痛药会掩盖病情，妨碍正确诊断。腹泻患者在未消炎之前乱用止泻药，会使毒素难以排出，肠道炎症加剧。如果不知道如何急救，最好什么也不做。平时注意积累一些基本的自救互救知识。

正确判断病情的缓急程度：遇到危重病儿，先看病儿是否还有心跳呼吸，瞳孔和意识状况如何。如果心跳呼吸已停止，则应马上做人工呼吸和心脏按压，而不是急于包扎止血。发生窒息或噎食时，应迅速就地抢救。

不要随意搬动孩子身体：万一发生意外，家人往往会心情紧张，乱叫孩子，猛推猛摇孩子，其实，此时最好原地救治，切忌随意搬动，特别是脑外伤、骨折病儿更忌搬动。

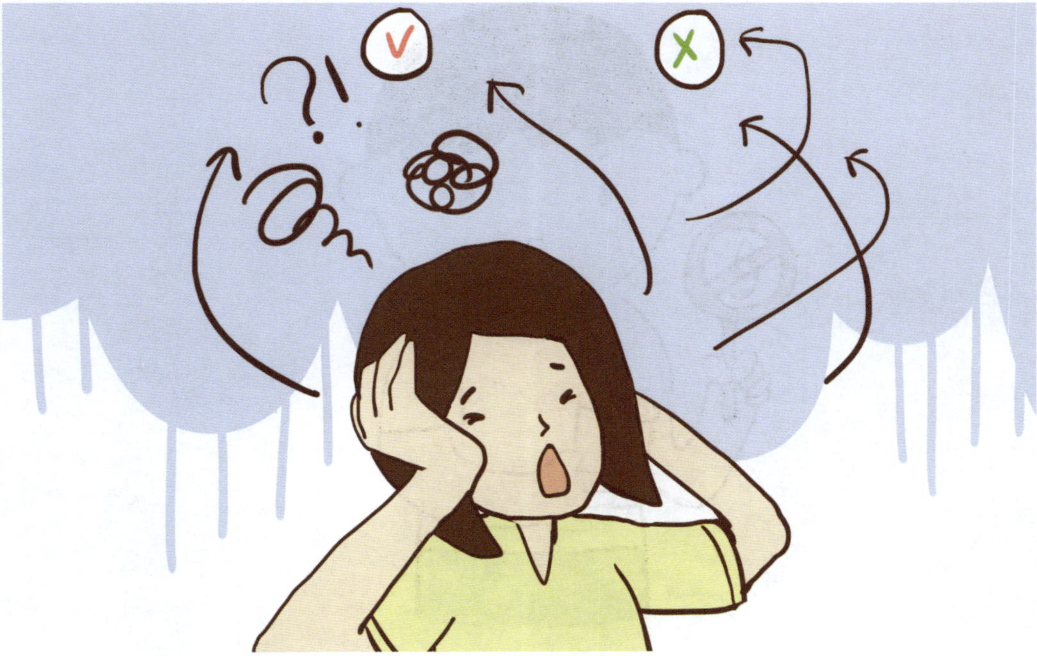

就近送医：急救之时，时间就是生命，应该就近送医院，特别是患儿呼吸心跳濒临停止时，更不宜送较远处的大医院，小医院完全有能力进行初期急救，急救后病情相对稳定再转送上级医院。

不是所有的患儿都要饮水：不少人误以为给病儿喝点热茶热水会缓解病情，实际上毫无必要。烧伤病儿不宜喝开水，急性坏死性胰腺炎应禁食禁水，尤其是昏迷者，更不能硬灌饮料，否则容易误入气管，引起呛咳、窒息。

并非所有的急重患儿都要平卧：如急性腹痛者应屈膝以减轻疼痛；心性哮喘患儿应两腿下垂采取坐位，以免增加肺脏瘀血和心脏负担，略伏在椅背上更好；胸腔积水患儿半坐半卧比较好。昏迷患儿应平卧，头偏向一侧，防止呕吐物吸入肺部。

止血带不要长时间结扎：应每隔一小时松开一会儿，以防止肢体缺血坏死。

发生关节扭伤或肌肉拉伤时，不能立即热敷：局部软组织（肌肉、血管及韧带）出血或渗血时，如果按揉或热敷伤处，不但不能使血肿消退，反而会加重患部的损伤，致使伤处血管扩张，增加出血量。应用冷水湿敷患处，3 ~ 5 天肿痛减轻后再进行热敷。

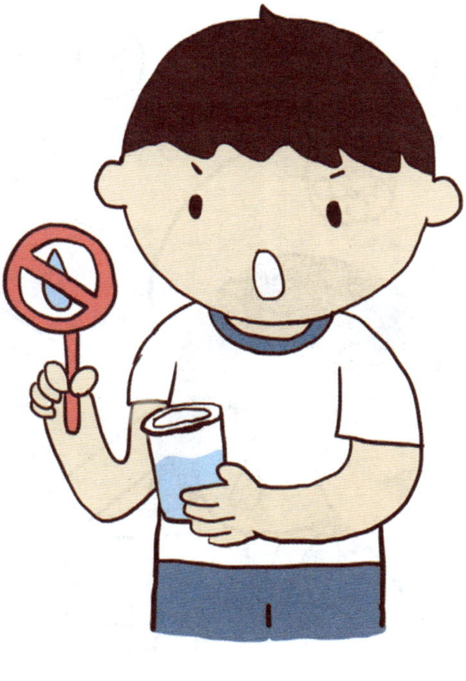

三、面对突发情况，记住三大步骤

孩子发生突发情况，父母要保持冷静，遵循一定的救治方法和顺序对孩子进行急救，下面介绍急救的三大步骤。

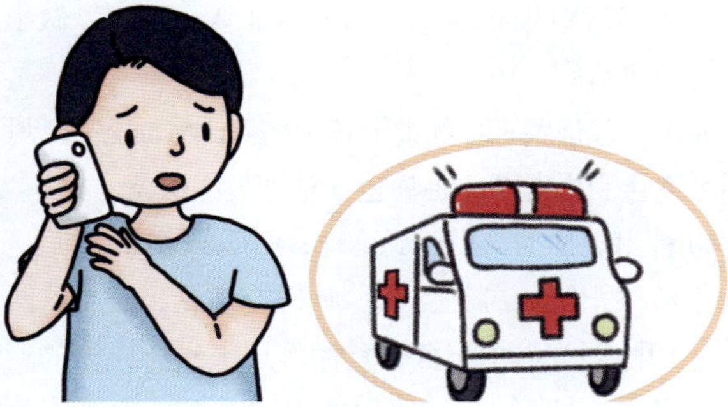

步骤一：迅速联系救护车和医生

当突发性疾病和意外伤害发生时，在专业医护人员到来之前，原则上一定要依照正确的医学理论采取准确的医疗方法，给予孩子适当的应急处置，才能达到赢得时间、减少伤残、挽救生命的目的。在各种紧急场合下，有的父母虽有一定的急救知识，但是在理论、器械和方法上都有一定的局限性。所以，尽快与医生取得联系，接受正确的治疗指导，在现场急救中极为重要。

在紧急情况下为了得到及时救助，请务必教会孩子记住下列电话号码：

- 火警：“119”
- 报警：“110”
- 医疗急救：“120”
- 亲属电话号码：********
- 邻居电话号码：********
- 辖区内派出所的电话号码：********
- 附近医院急诊的电话号码：********
- 熟悉医生的电话号码：********

可将上述号码贴在家中显著位置，方便家人和其他救护者施救。

步骤二：正确判断患儿的危急程度

1 伤患程度由生命体征决定

人类的四大生命体征为：呼吸、脉搏、体温和血压。

它们是维持机体正常活动的支柱，缺一不可，不论哪项异常都会导致严重或致命的疾病，同时某些疾病也可导致这四大体征的变化或恶化。因此，如何判断它们的正常和异常，已成为每个家庭成员的必备知识和技术。危急情况发生后、医生到来前，救护人员应对患者的生命四大体征认真观察，做出正确判断，有利于采取针对性的抢救措施。

大量实验研究和临床实践证实，心跳由于各种伤病因素骤停后，呼吸也即终止，脑组织会发生不可逆转的损害。心跳停止 3 秒即发生头晕；10 ~ 20 秒即发生昏厥，血压下降；40 秒出现抽搐，摸不到脉搏；呼吸骤停 60 秒后，大小便失禁，体温下降，甚至生命终止等。可见呼吸、脉搏、体温、血压这四大生命体征，在正常情况下，互相协调、互相配合、互为作用来维持人体的正常生理活动，维持生命；而在人体异常情况下，它们也会相互影响，继而发生危险综合征，甚至危及生命。

2 “先救命，后救伤”

在意外伤害和突发急病的现场，作为参与救护的人员不要被当时混乱的场面和危急的情况所干扰。沉着镇静地观察患者的病情，在短时间内做出病情判断，本着“先救命，后救伤”的原则，首先对病儿的“四大生命体征”进行观察判断，然后再检查局部有无创伤、出血、骨折等情况。

3 各项生命体征的检查步骤

首先检测脉搏，只要桡动脉测到搏动，表示心跳存在。但测不到搏动时，并不能肯定心跳已停，而要测颈动脉、股动脉的搏动，只有这些大动脉的搏动已消失时，才能做出心跳停止的判断。接着观察病人胸、腹部，当有起伏时，则可肯定呼吸的存在。或用耳及面部侧贴于病人口及鼻孔前感知有无气体呼出。最后观察两侧瞳孔。正常瞳孔等大、等圆，大小可随外界光线的强弱而变化，并且双侧瞳孔同步变化。若两侧瞳孔不对称、缩小或放大、不正、对光反应迟钝等，表示有病态。

步骤三：运用常见的急救技术进行施救

威胁生命的危重情况主要有严重创伤、突发急症、中毒事故等，表现为一项或几项生命体征的消失。所以，维持生命体征是急救中最重要的。只有保持生命体征平稳，才可能进行下一步治疗。因此要立即就地抢救，给予必要的治疗措施，同时呼叫急救车。

下面的几种急救技术，作为孩子的父母，也许您这一生都不会用到，理解和掌握这些技术也需要付出一些时间和精力，但如果能以此来换孩子的生命，这些付出还是值得的。

1 人工呼吸

适用情况：因外伤、触电、溺水、中暑或中毒等意外事故引起的呼吸骤停。实践表明，伤病员呼吸停止后，若能及时采用人工呼吸术，往往会收到起死回生的效果。（操作方法参见 P024）

2 儿童心肺复苏

适用情况：因外伤、触电、溺水、中暑、气道异物阻塞、吸入烟雾、会厌炎、药物过量、气体中毒、脑卒中、心脏病、高血压等意外事故和突发疾病引起的呼吸终止、心跳停顿，在就医前，均可利用心肺复苏术维护脑细胞及器官组织不致坏死。（操作方法参见 P030）

3 创伤止血

医学专家指出，各种创伤一般都会导致出血，大量出血是威胁病儿生命十分重要的原因之一。对成人没有太大影响的失血量，可能会使一个孩子休克，甚至死亡。家长们必须明白，当孩子划伤皮肤时，首先要进行止血，然后才是包扎。（止血操作方法参见 P037）

4 创伤导致的内出血

当身体受到外力撞击、挤压时可能出现内出血，这时皮肤表面可能没有明显的损伤。

严重的内出血是很危险的，虽然血液没有流到体外，但是已从血管内流出，使循环的血容量大大减少，导致机体组织严重缺血缺氧。如外力打击造成的肝脏、脾脏破裂，造成大出血，会导致出血性休克而危及生命。

正确判断：

- 皮肤表面无明显破损，但受伤部位疼痛、严重肿胀或立即出现青紫，触摸时疼痛加重。肝、脾破裂引起出血量大时腹部可见隆起。
- 严重创伤后，外表未见明显伤口，病儿有休克表现：皮肤苍白、四肢湿冷、表情淡漠、少言寡语、呼吸变浅、烦躁不安、口渴等。
- 脑外伤发生颅底骨折时，带血的脑脊液由耳、鼻流出。
- 一般每次热敷 20 ~ 30 分钟，每天 3 ~ 4 次。

急救措施：

（1）轻度内出血（瘀血）的处理

- 冷敷。用冷毛巾或冰袋（热水袋内装入冰水或冰块）敷在受伤的部位约 30 分钟，必要时用绷带固定冰袋，以免移动。
- 将肢体抬高，以减轻肿胀。
- 无论表面情况是否严重，都要请医生检查。
- 一般每次冷敷 20 ~ 30 分钟，每天 3 ~ 4 次。

（2）严重内出血的救护

- 怀疑有内出血，首先应使病儿就地安静躺下休息。如果下肢没有严重损伤，可使下肢抬高，以保持血液流向心、脑等重要脏器。
- 应立即呼叫救护人员到现场来。
- 在急救人员到来之前，密切看护病儿，保持其呼吸道通畅。
- 胸部内出血，取半坐位；腹腔内出血，下肢抬高。
- 切忌给病儿喂水或进食，以免影响病情的观察或加重病情。

5 包扎

包扎是外伤现场应急处理的重要措施之一。及时正确地包扎，可以达到压迫止血、减少感染、保护伤口、减少疼痛，以及固定敷料和夹板等目的；相反，错误的包扎可导致出血增加、加重感染、造成新的伤害、遗留后遗症等不良后果。（操作方法参见 P043）

四、家庭必备的儿童急救医药用品

为确保发生意外事故后能及时进行救治，家里必须备有一些常用的急救医药用品。同时确保急救物品摆放整齐有序、容易辨认，并定期检查。

儿童家庭急救装备

创可贴和止血贴

适用于包裹小的伤口，尤其在手指、脚趾上的伤口，方便压迫止血。创可贴要有很好的透气和防水性能，止血贴要有很好的止血功能。

消毒棉球或棉签

外涂药膏或消毒液时使用，另外棉签还可作为压舌板使用，用于观察患儿口腔内情况，并可用于压舌催吐。消毒棉球还可用于施救人员双手消毒。

消毒纱布

最好是单独包装的，可用于覆盖较大的烧伤、切伤、擦伤、感染性伤口。它既不像棉花一样有可能将棉丝留在伤口上，移开时，也不会牵动伤口。

胶布

用于粘贴纱布，将其固定在伤口上，氧化锌胶布则可以固定绷带。对于皮肤过敏者可使用纸胶布，不会刺激皮肤。

绷带

绷带具有弹性，用来包扎伤口和压迫止血，不妨碍血液循环。2 寸（1 寸 =3.33 厘米）的适合手部，3 寸的适合脚部。同竹枝、木条等一同使用，可用作固定骨折、脱臼的患肢。

三角绷带

又叫三角巾，具多种用途，可在紧急时做成三角悬带，承托受伤的上肢，或用来固定敷料或骨折处等。并可当止血带用。

安全扣针

固定三角巾或绷带。

橡皮管

用于肢体包扎时加压止血。注意绑扎后每隔一小时松开 10 分钟左右，以免肢体由于缺血而坏死。

剪刀

用来剪开胶布或绷带。紧急情况下也可用来剪开衣物。

镊子

用于取出异物。最好是外科止血钳，因为其钳头活动度较大，并有固定和钳夹止血功能。紧急时可以利用身边的物件，如修眉毛的夹子等。镊子还可以代替双手夹取消毒棉球和纱布，或者除去伤口上的污物等。

消毒药水

用于消毒器械和伤口。体积分数3%碘伏是一种高效能的消毒液。体积分数75%的酒精可用于一般伤口的消毒，消毒杀菌效能不及前者且具有易燃性，可以用来涂抹在器械上烧灼消毒；发热时可将其稀释到50%以下后涂在身上作为降温之用。

火柴或打火机

可以用于烧灼器械消毒。

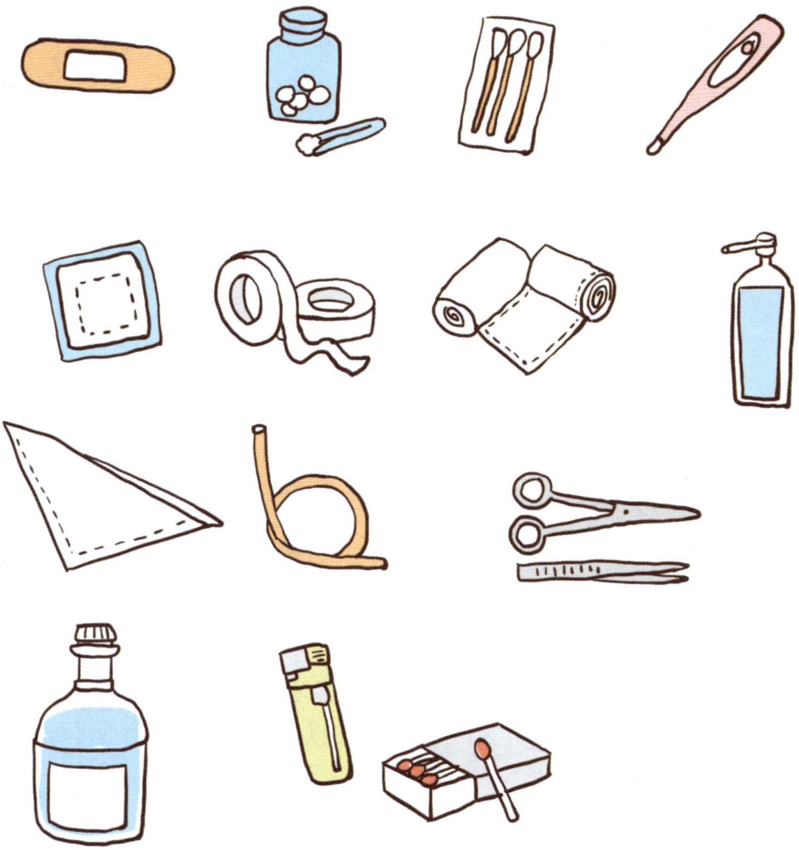

体温计

测查患者体温，使用前要甩至35℃以下，一般夹于腋窝下5～8分钟后取出观察。对于昏迷病人或小儿则需要用到口腔与直肠温度计。

生理盐水或洗剂

准备几个独立小包装或中型瓶装的0.9%生理盐水，用来清洗伤口。需要注意的是，开封后用剩的应该扔掉，不要再放进急救箱。如果没有，可用未开封的蒸馏水或矿泉水代替。洗剂用于治疗虫咬和荨麻疹，可缓解瘙痒症状。

肥皂或洗手液

用于清洁伤口和洗净双手。

冰袋和毛巾

冰袋或浸了冷水的毛巾既可用于冷敷降温，如瘀伤、肌肉拉伤、关节扭伤、心脑血管意外等，以控制关节的内出血，从而达到快速消肿的目的，也可用于退热，置于腋下、颈部、腹股沟处。紧急时可用冰箱内的冰块填塞入塑胶袋中使用。

个人应急药品

根据家庭成员的具体情况而定。如哮喘、癫痫常用药等。

手电筒

可以作为紧急照明用。推荐使用户外头灯，可以戴在头上，方便解放双手干活；除照明功能外，还有闪光功能，能防止黑暗中事先看不见的碰撞，在夜间的公路上尤其适用。也可为晕倒的人做瞳孔反应。

个人防护用品（橡胶手套、口罩等）

包括橡胶手套一双、口罩、护目镜、防护衣物，用来保护施救者。普通家庭可用眼镜代替护目镜，一次性雨衣代替专业防护衣。这些用品可以避免施救人员在抢救过程中受到患儿血液、分泌物，以及环境中的毒物的污染。保护好救助者，也是抢救成功的一个关键。

急救电话卡片

包括匪警“110”、火警“119”、急救中心“120”、交通事故“122”，附近医院、药店的电话，以及亲友的电话号码等。还可为孩子准备一张个人急救卡，写清姓名、年龄、血型、病史等情况。

专家提醒：

- ☐ 定期检查急救箱内药品和用品的有效期，及时更换。
- ☐ 所有用品，特别是药物，要加上标签，注明药名、规格、用途、用法、用量等。
- ☐ 内服药和外用药分开放，外观相似的药品，也应分开放。
- ☐ 急救箱要放在小儿不易取到的地方。
- ☐ 记住急救箱的摆放位置。

儿童家庭急救药箱

呼吸系统常用药：用于治疗感冒、平喘、解热、止咳、祛痰等。

消化系统常用药：用于治疗消化不良、腹痛、腹泻等。建议使用老少妇婴均适用的药物。

止痛药：用于发热头痛、神经痛、牙痛、痛经、关节痛、肌肉痛等。

抗过敏药：用于各种过敏症、药物过敏反应等。分内服和外用两类。内服药物建议使用无嗜睡不良反应的药物。

抗菌药：用于创伤、皮肤感染等。

镇静药：用于镇静、失眠等。建议使用不良反应较少的药物。

外伤用药：用于跌打损伤、外伤出血等。

防晕车晕船药。

防暑、降暑药。

外用软膏、眼药水。

个人应急药品。

TIPS

- 根据家庭成员的具体情况，配备适合他们特殊病症的药物及小儿常用药。
- 存放药的瓶、袋、盒上的原有标签要保持完整，药名要清楚、正确。没有标签时，一定要详细标明内装药品的名称、用途、用法、用量、注意事项和有效期等。
- 经常清查药箱，在存放中如发现药片（丸）发霉、粘连、变质、变色、松散、有怪味，或药水出现絮状物、沉淀、挥发变浓等现象时，应及时淘汰，不可吝惜，并相应补充新药。
- 季节变换时，也要不断地补充调整存药。

五、如何正确拨打“120”

因为是拨打呼救电话，所以语言必须精练、准确，重要的一定要讲清楚，无关的话不讲，以免耽误宝贵的时间。电话中一般要讲清以下几点：

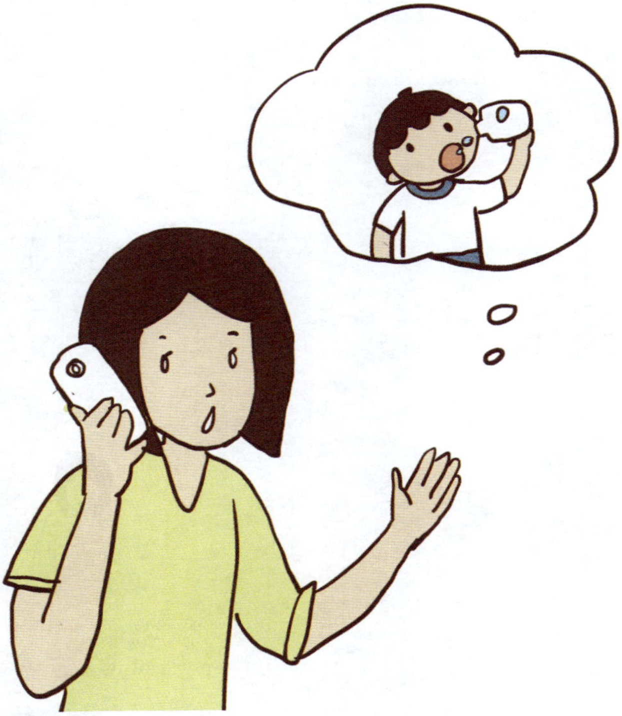

- 患儿的姓名、性别、年龄。
- 患儿目前最危急的状况，如神志不清、昏倒在地、心前区剧痛、大出血、呼吸困难等，以及发病和受伤的时间、过程、用药情况，是怎样发生的？何时发生的？如果必要，可以说明过去的病史与本次发病有关的部分。
- 患儿家庭或发病现场的详细地址和电话号码，以及等候救护车的确切地点，最好指明一两个标志性建筑或其他显著标志。
- 意外灾害事故还需说明伤害性质、受伤人数等情况。

急救医生根据上述呼叫内容，携带急救药品准备，准确及时赶到现场，迅速救援。

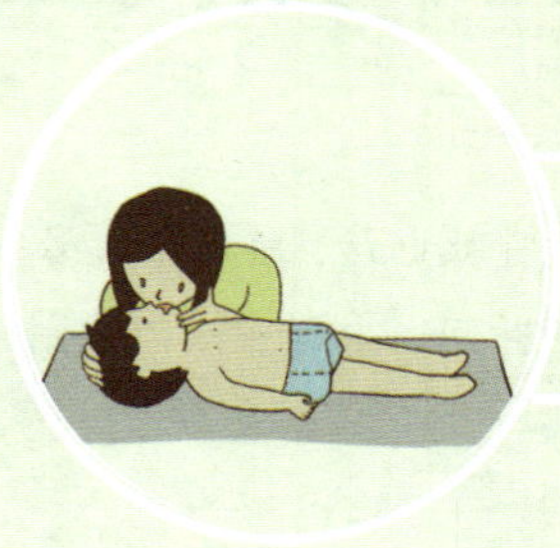

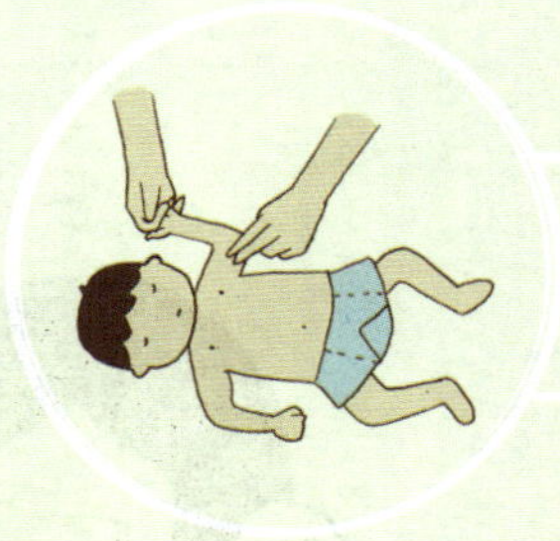

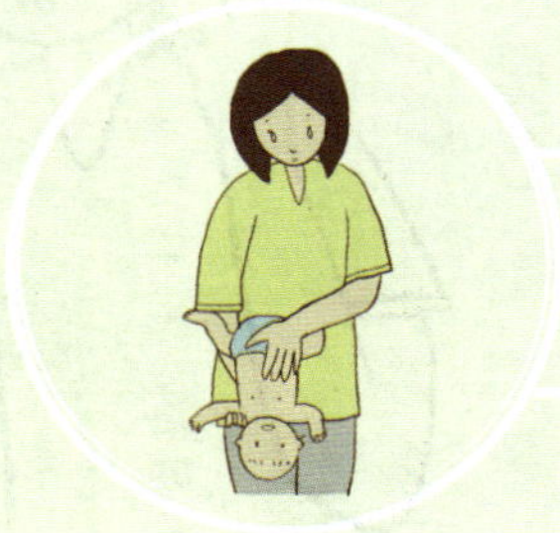

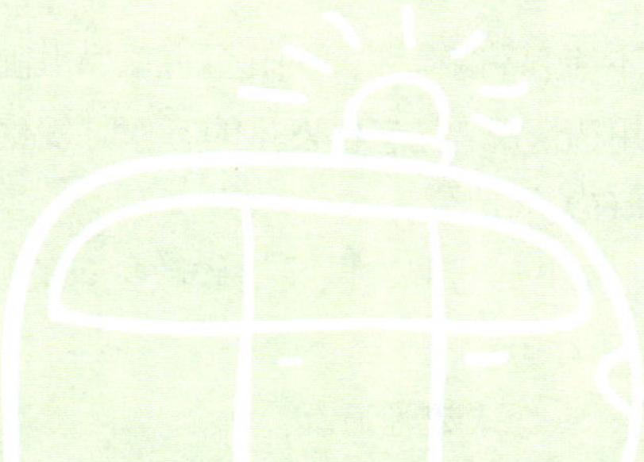

Part 2

必须掌握
的儿童急救操作技术

掌握一些急救操作技术，以备不时之需，可能会挽救一个人的生命。作为儿童看护者的父母更是应该将儿童急救技术铭记于心。本章介绍了婴幼儿的心肺复苏术、婴幼儿的海姆立克急救法及止血、包扎、固定、搬运等急救操作技术。望各位家长认真学习并掌握。

一、初步检查

当突发性疾病和意外伤害发生时，在专业医护人员到来之前，我们要运用所掌握的急救知识对患者进行一个初步评估，防止胡乱操作而使患者陷入更危险的境地。

估计现场情况

- □ 弄清楚究竟发生了什么事?
- □ 它是怎么发生的?
- □ 还有孩子受伤了吗?
- □ 还有其他的危险吗?
- □ 有别人可帮助你吗?
- □ 我需要叫救护车吗?

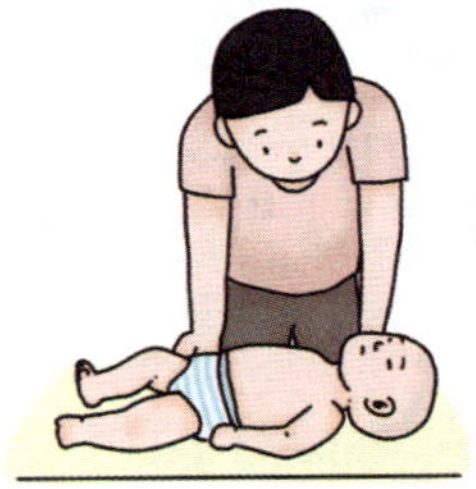

开放气道

病儿在丧失意识后，往往舌根后坠，导致气道阻塞。立即将患者仰卧安置在桌面、楼板、地面等坚硬平面上，采取适当的方法使其舌根离开咽后壁，保持气道通畅。

1 **仰头抬颈。**病儿去枕，救护者位于病儿一侧，一手置病儿前额向后加压，另一手托住颈部向上抬颈。

2 **仰面举颏。**救护者位于病儿一侧，一手置病儿前额向后加压，另一手四指置于下颏外的下颌骨上，将颏部上举，使下颌尖和耳垂的连线与地面垂直。注意勿压迫颌下软组织，以免压迫气管。举颏法适用于疑似有颈部受伤的患儿，它不需伸长患儿的颈部。

检查呼吸

（一）检查呼吸情况

在气管开放以后，需在 10 秒内判定患儿有无呼吸，可通过三种方法来确定：

- ▶ 观察患儿胸腹是否有起伏。
- ▶ 听口鼻是否有气流音。
- ▶ 用面颊感觉口鼻有无气流。

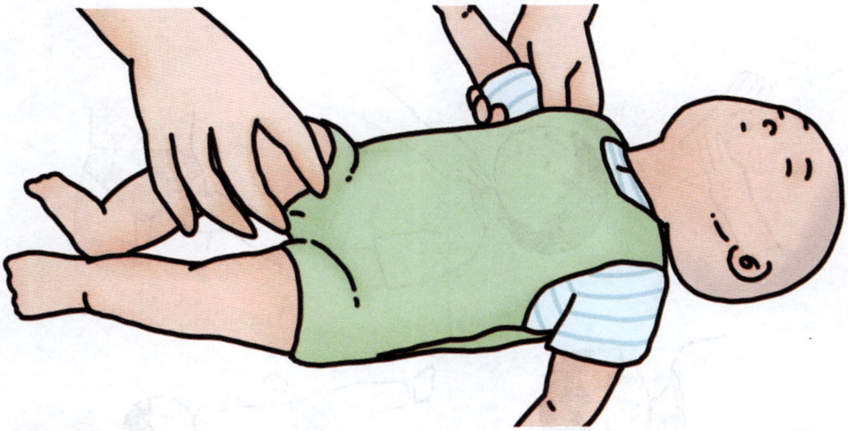

（二）正常呼吸频率

正常儿童的呼吸次数：新生儿 30 ~ 50 次 / 分钟，1 ~ 2 岁 24 ~ 32 次 / 分钟，3 ~ 10 岁 20 ~ 26 次 / 分钟。儿童的呼吸频率随着年龄的增大而减少，逐渐到成人的水平。呼吸次数与脉搏次数的比例为 1 ∶ 4。

（三）依照情况采取急救措施

上述检查完成后，应注意识别无效呼吸、喘息及气管阻塞后呼吸。如果患儿自主呼吸有效，将患儿侧卧置于恢复体位，有助于保持气道通畅。如确定患儿不能自主呼吸，应立即施行人工呼吸。

检查脉搏

（一）测量脉搏的方法

- 成人最容意触摸到脉搏跳动的地方有手腕部的桡动脉，位于手腕的拇指根下；颈部的颈动脉，位于气管与胸锁乳突肌之间；大腿根部的股动脉，位于大腿上端，腹股沟中点稍下方。
- 1 岁以上的小儿，颈动脉搏动最易触及。
- 1 岁以下的小儿，由于颈部短而圆胖，颈动脉很难迅速找到且有可能压迫气管，可摸肱动脉或股动脉搏动。

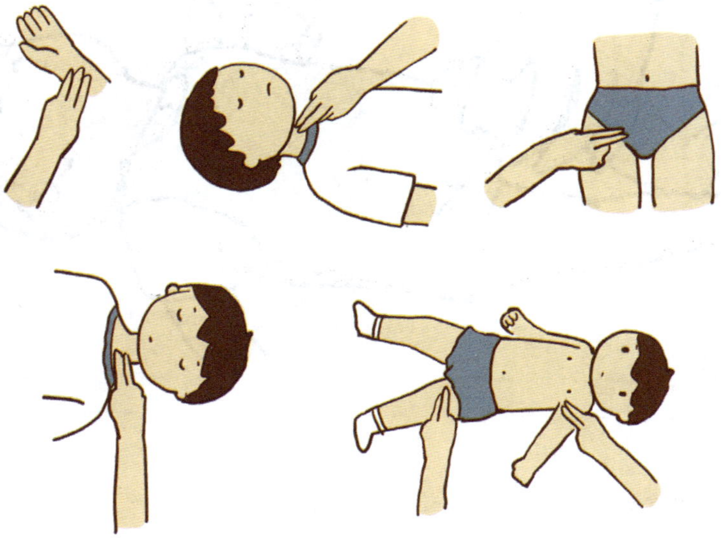

（二）正常的脉搏

儿童的正常心率：新生儿 120 ~ 160 次 / 分钟；6 ~ 12 个月 120 ~ 130 次 / 分钟；2 ~ 3 岁：90 ~ 110 次 / 分钟；4 ~ 5 岁 80 ~ 100 次 / 分钟；5 ~ 14 岁 70 ~ 100 次 / 分钟；14 岁以上（与成人接近）60 ~ 100 次 / 分钟。此外，白天由于进行各种活动，血液循环加快，因此脉搏快些；夜间活动少，脉搏慢些。

（三）异常的脉搏

脉搏增快：生理情况有情绪激动、紧张、剧烈体力活动、气候炎热等。病理情况有发热、贫血、心力衰竭、心律失常、休克、甲状腺功能亢进等。

脉搏减慢：颅内压增高、阻塞性黄疸、甲状腺功能减退等。

脉搏消失：多见于重度休克、多发性大动脉炎、闭塞性脉管炎、重度昏迷病儿等。

（四）依据情况采取急救措施

当患者脉搏消失时，要立即进行胸外心脏按压。对于危重病儿无法摸清脉搏时，可将耳朵紧贴患儿左胸壁听心跳。对无反应、无呼吸的患儿，常常心率减慢或无心率，因此不要把时间浪费在反复摸找脉搏上，以免延误抢救时机。

观察瞳孔

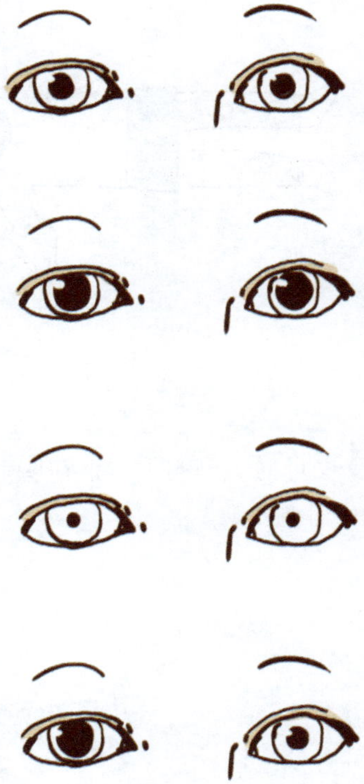

正常人两眼的瞳孔等大等圆，在光照下迅速缩小。对于有颅脑损伤或病情危重的患儿，两侧瞳孔可呈现一大一小或散大的状态，并对光线刺激无反应或反应迟钝。

经过上述检查后，基本可判断患儿是否有生命危险，如有危险则立即进行心、脑、肺的复苏抢救。如无危险则对患儿进行包扎、止血、固定等治疗。

摆放成恢复体位

如果幼儿神志不清，但有呼吸及脉搏，将其摆成恢复体位，可防止他的舌头阻塞呼吸道，或引起呕吐。

【操作方法】

1 跪在幼儿身体的一侧，将他的头仰起，下颌向前抬起。这种复原的体位可以保持她的呼吸道畅通。

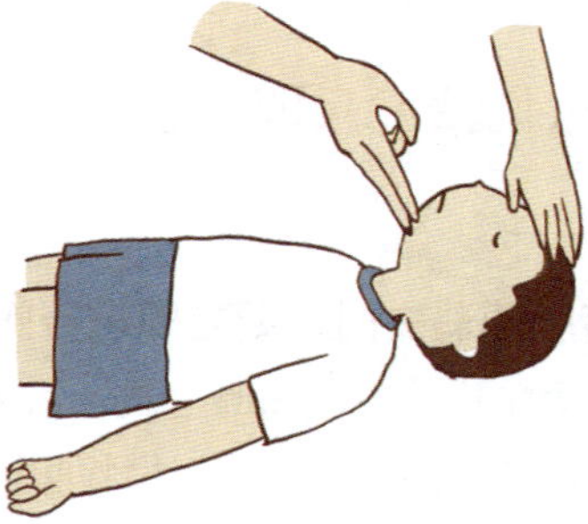

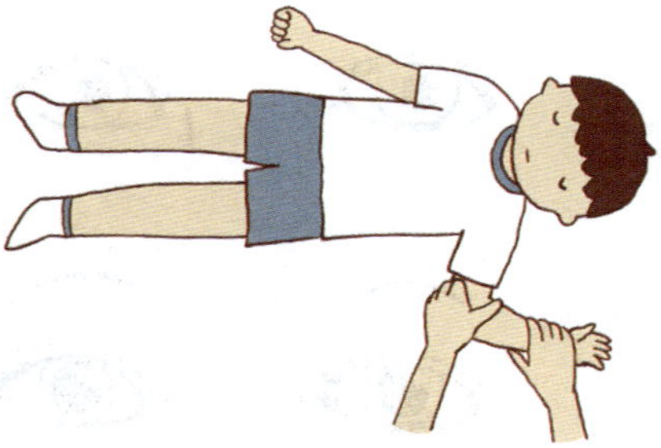

2 如果需要，将幼儿的双腿拉直，将最靠近你的手臂弯曲成合适的角度，放在地上，手心朝上。

3 将另一侧的手臂横在胸前，手背托住对侧的腮部。

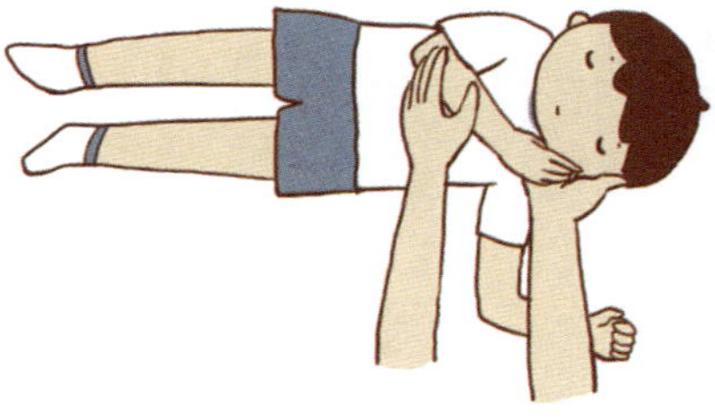

④ 用你的另一只空手轻轻地钩在他外侧大腿的后面，小心地将膝盖向上弯曲，脚掌着地。

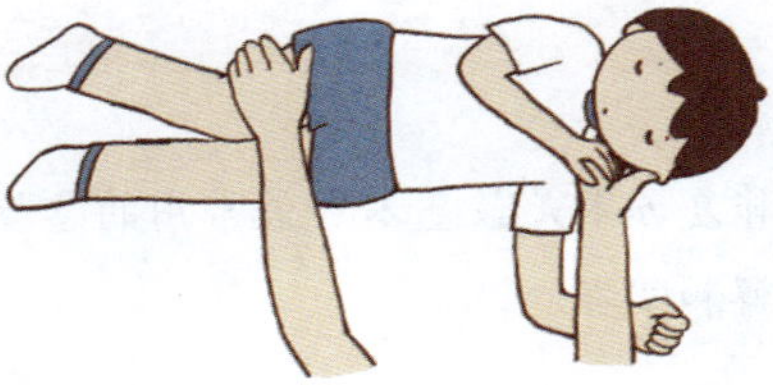

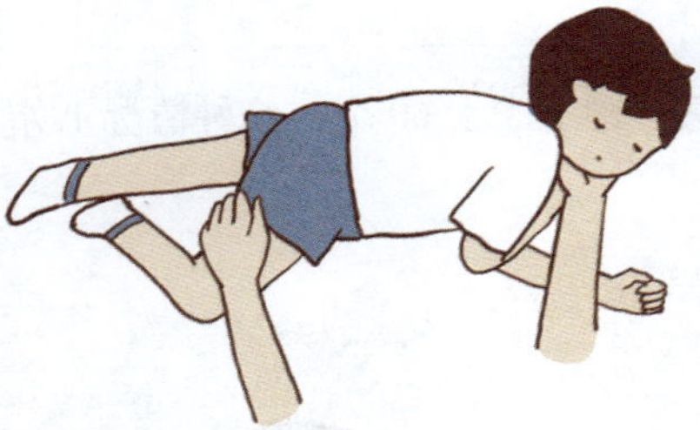

⑤ 让孩子的手背托住他的腮以支撑头部，同时将弯曲的大腿拉向你，使孩子滚向你，呈侧卧姿势。

⑥ 调整孩子的手臂和腿，使他不要向下俯卧，并仰起他的头。当你等待救援人员到来时，频繁检查他的呼吸和循环。

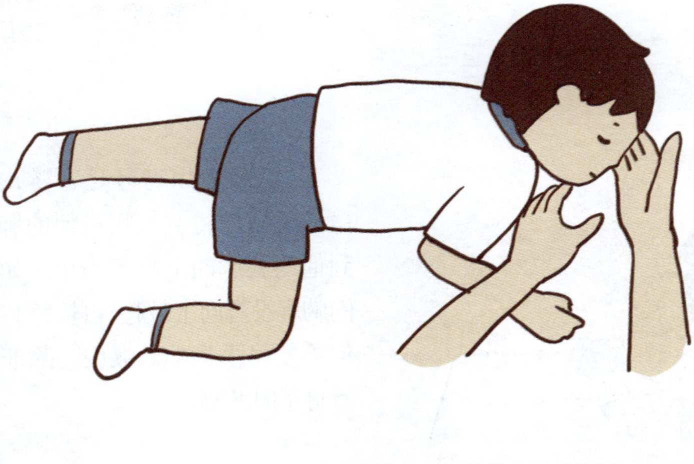

二、心肺复苏术

心肺复苏术是最基本和最常用的急救技术。但婴儿和幼儿的操作方法略有差异，父母必须了解和掌握。

婴儿的心肺复苏

1. 给婴儿做人工呼吸

如果婴儿没有呼吸，但脉搏搏动良好，每分钟不少于60次，这种情况下如何对婴儿进行有效救助？

【操作方法】

1 将婴儿平稳放在一个稳固的平台上，施救者用一个手指托起他的下颌，将头稍微向后仰，查看口内有无阻塞物，并清除。

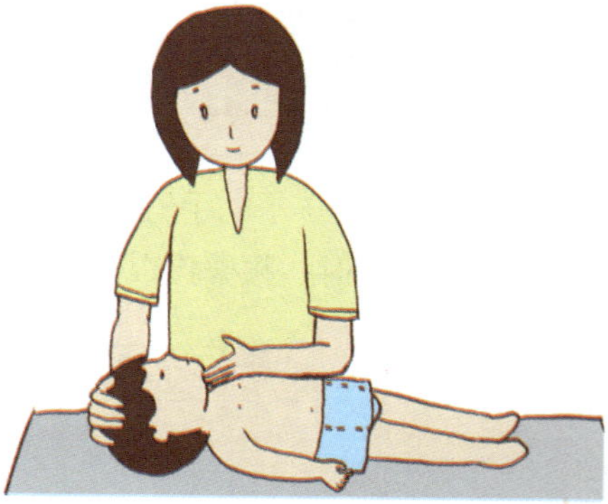

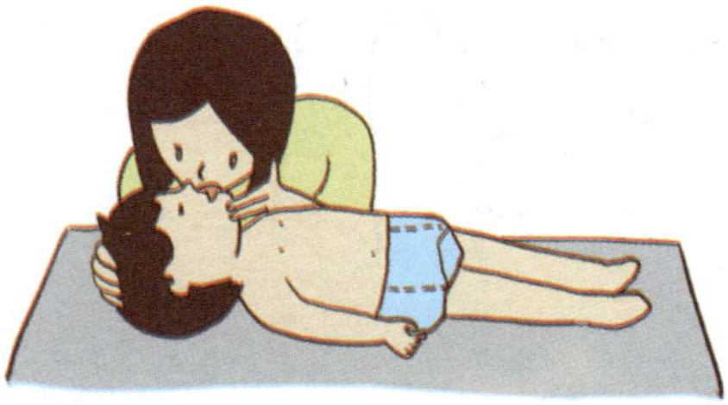

2 施救者用嘴唇对着婴儿的口和鼻，缓慢地将空气吹进他的肺内，直到他的胸廓向上抬起为止。如果婴儿的胸廓没有向上鼓起，再检查1次口内，但不要将手指伸入喉内，除非确切地看见了阻塞物。

③ 移开嘴唇，让胸廓回落。

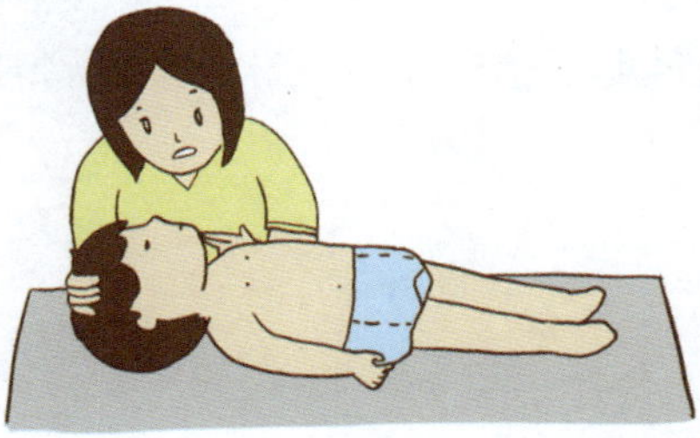

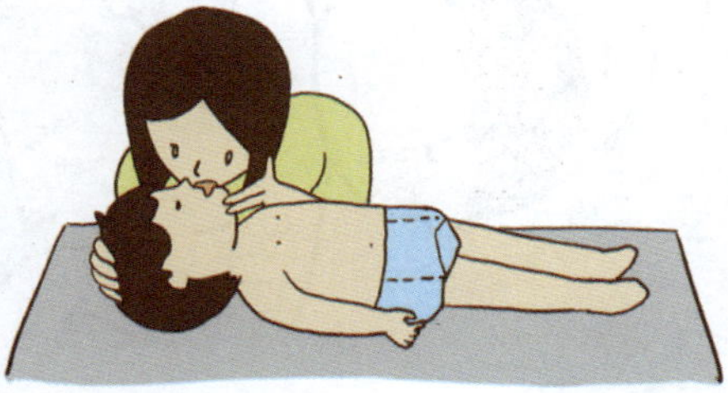

④ 继续做人工呼吸，频率为3秒钟完成1次呼吸动作，即约1分钟做20次。

⑤ 停止做人工呼吸，并检查血液循环是否良好。将大拇指按在婴儿上臂肘与肩中点的外侧，用食指和中指感觉上臂内侧的脉搏，轻轻压向肱骨，持续检查10秒钟。如果脉搏十分缓慢或消失，则参照下一小节内容进行救助。

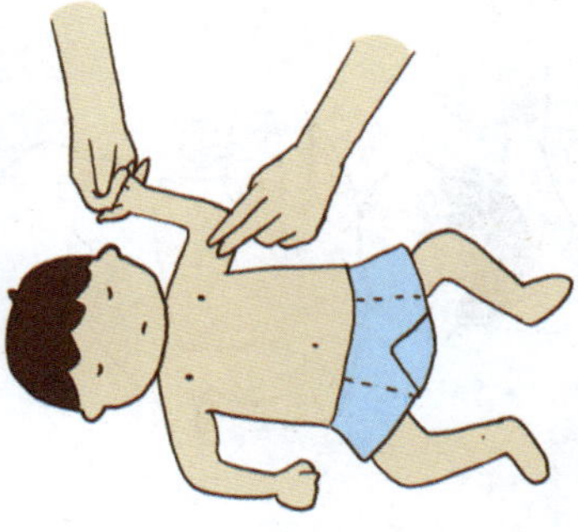

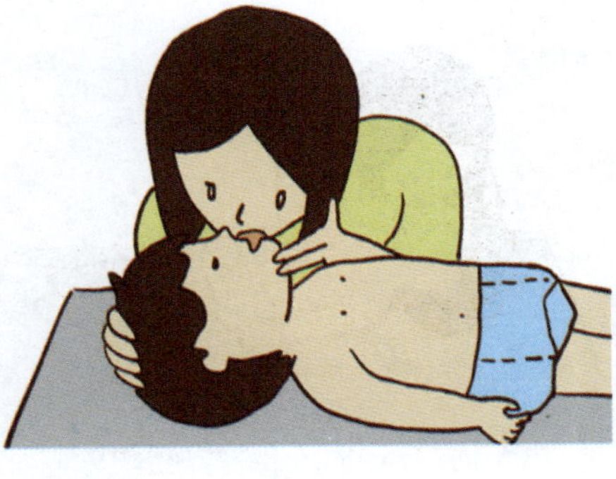

⑥ 如果旁边无人帮助，抱起婴儿去打电话叫救护车。继续进行人工呼吸，直到救援人员到来。每分钟检查1次脉搏。

2. 给婴儿做心肺复苏术

当婴儿既无呼吸，又无脉搏，或脉搏搏动少于 60 次 / 分钟，这种情况下如何有效救助婴儿？

【操作方法】

1 将婴儿放在稳固的平台上，用两个手指放在胸骨下段，稍低于乳头连线。

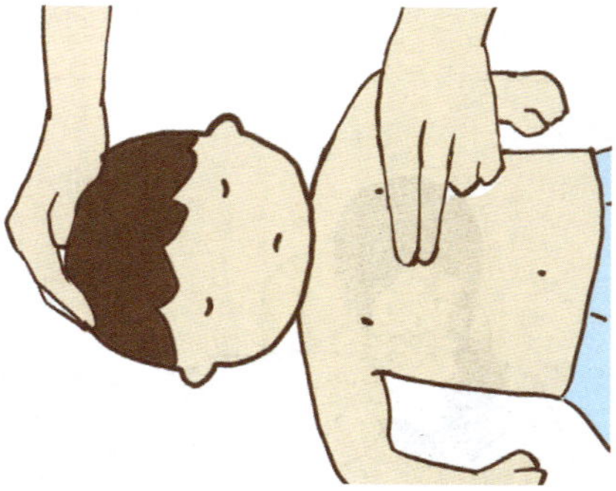

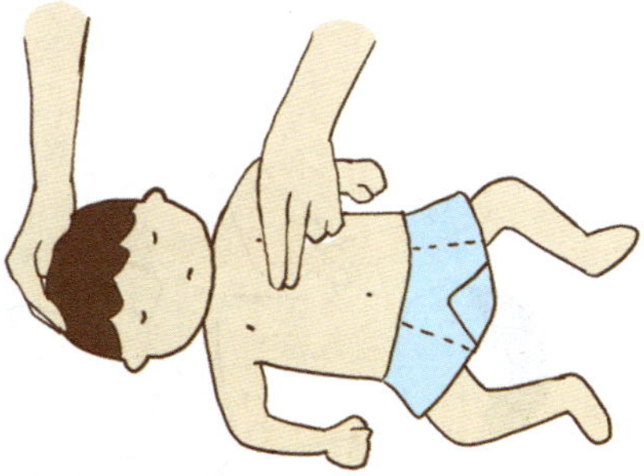

2 垂直向下按压，深度不要超过胸腔前后径的 1/3。连续做 5 次，频率约为每分钟 100 次。

3 做 1 次完整的人工呼吸（见前一小节）。

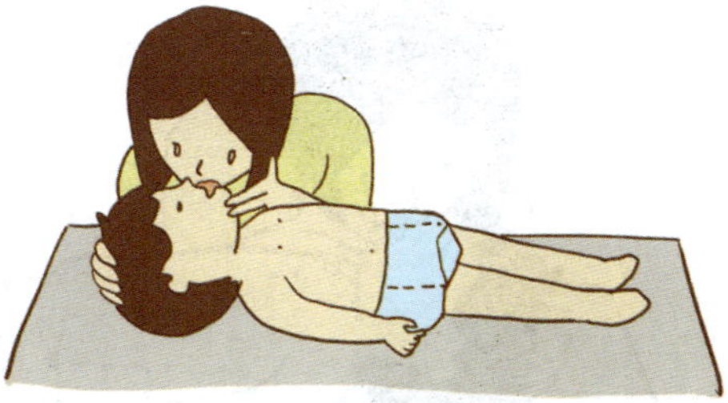

④ 重复做 5 次胸外按压、1 次人工呼吸，周期约 1 分钟。

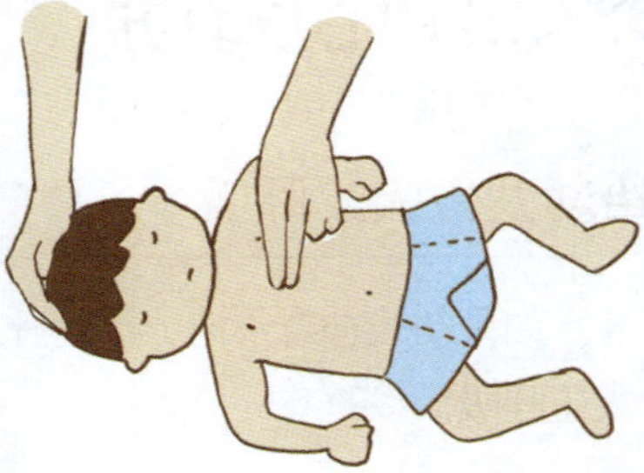

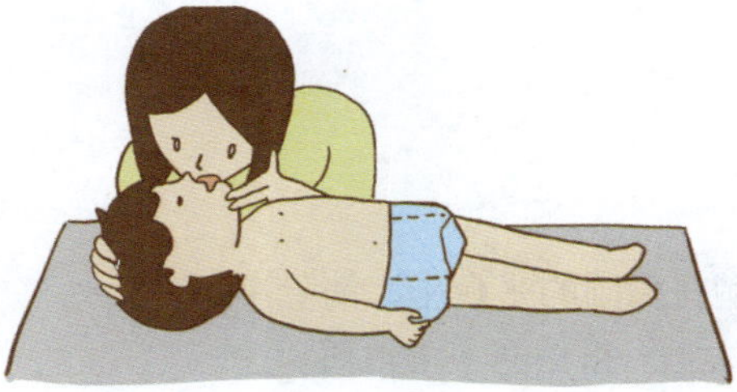

⑤ 如果旁边无人帮助，抱着婴儿去打电话叫救护车。

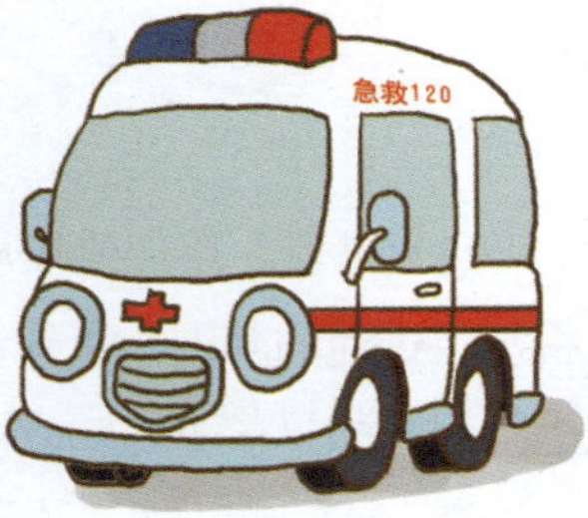

⑥ 继续做心肺复苏术——5 次胸外按压、1 次人工呼吸，直到救援人员到来。

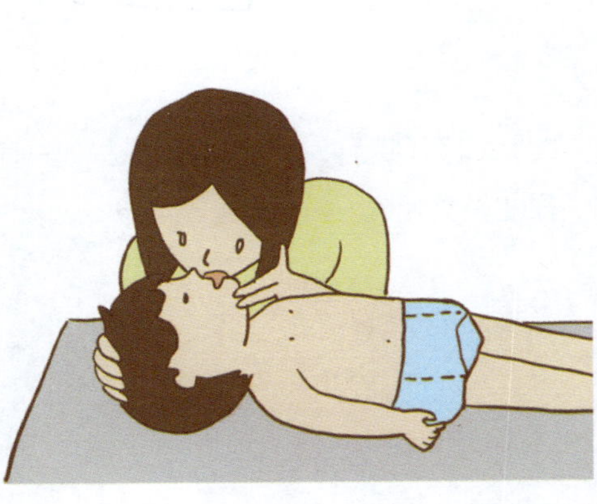

幼儿的心肺复苏

1. 给幼儿做人工呼吸

如果幼儿神志不清，没有呼吸，但有脉搏时，救助者必须对其进行口对口式的人工呼吸。

【操作方法】

① 让幼儿躺在稳固的平台上，清除口内可见的阻塞物，再用两个手指抬起他的下颌，将头向后仰。

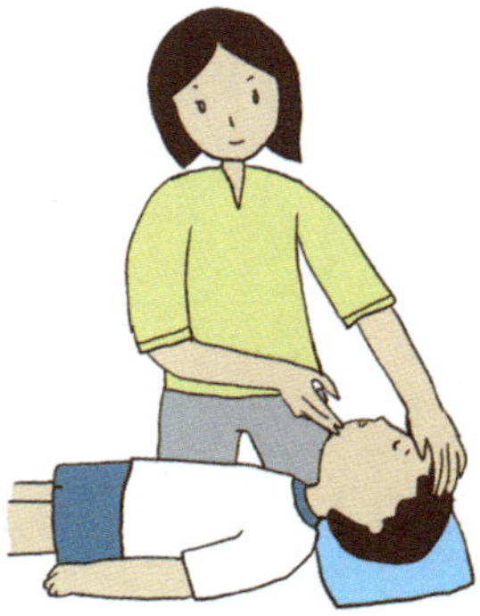

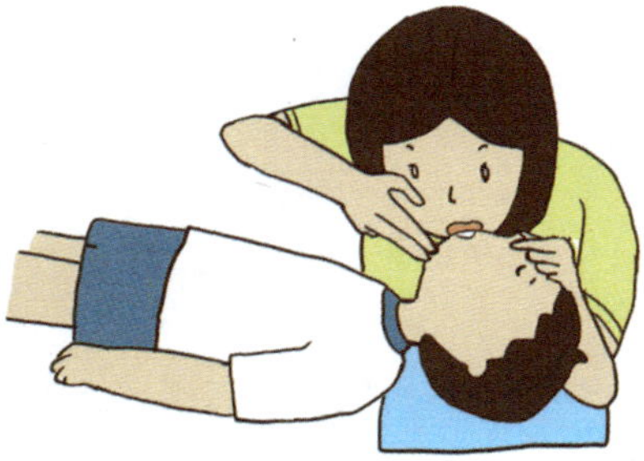

② 捏住他的鼻翼，用你的嘴唇对着他的嘴，将气吹进他的肺内，直到看见他的胸廓向上抬起。如果孩子的胸廓没有向上鼓起，再检查一下口腔内是否有阻塞物，不要盲目地将手指伸进喉内，除非看见了阻塞物。

③ 移开嘴唇，让胸廓瘪下去，一直捏住鼻翼。

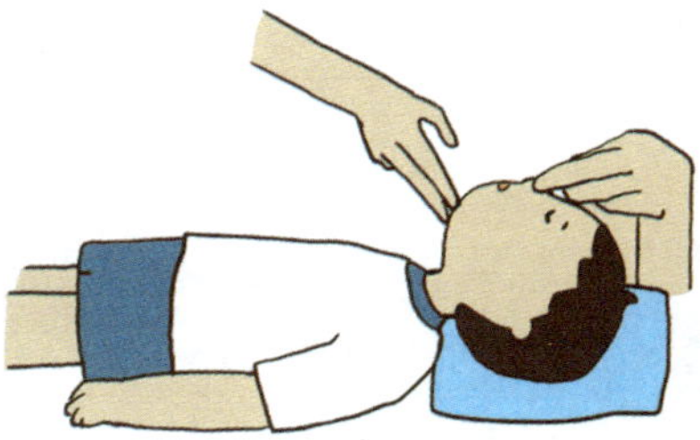

④ 继续做人工呼吸 1 分钟，频率为每 3 秒钟完成 1 次呼吸动作；对于大一些的幼儿，频率可稍慢一些。

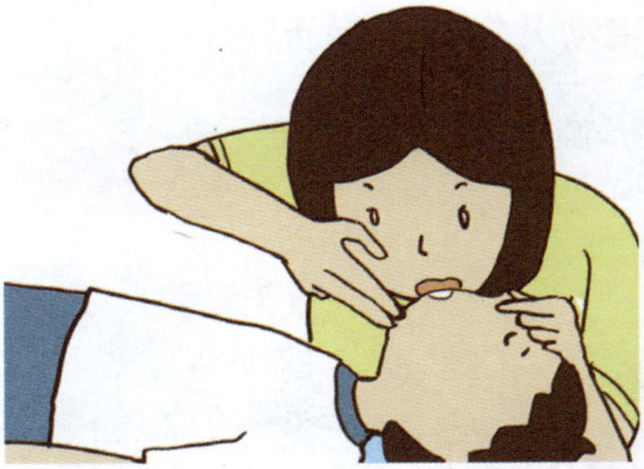

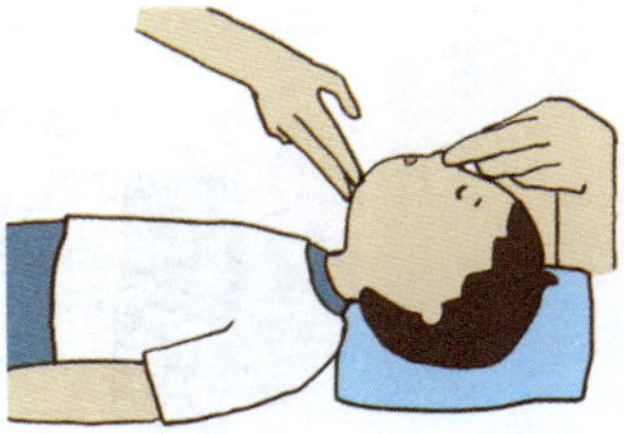

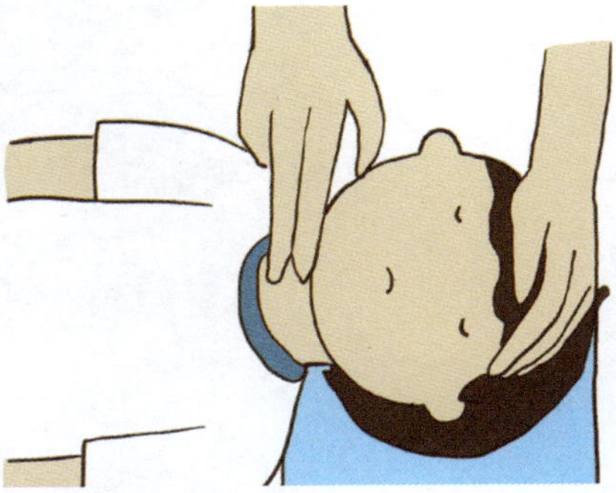

⑤ 停下来，检查一下血液循环，保持头部向上仰起，在颈部一侧触摸，找到大的肌群，将手指滑向肌群前方的凹陷里，轻轻地向后按压，如果没有脉搏，按下一节内容进行救助。

⑥ 打电话叫救护车。继续做人工呼吸，直到救援人员到来。每分钟检查 1 次颈部脉搏。

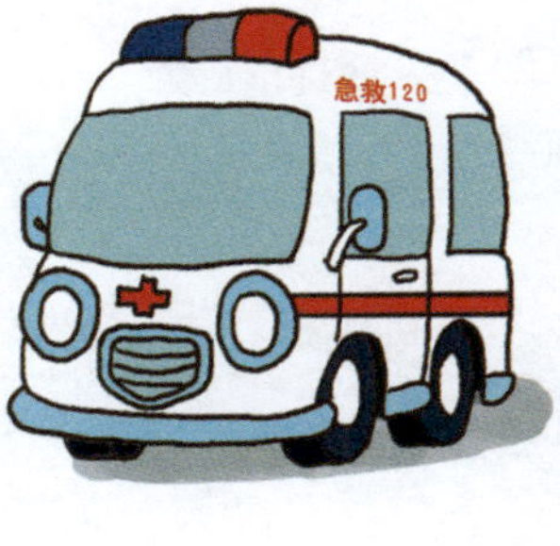

2. 给幼儿做心肺复苏术

心肺复苏术适用于神志不清、既无呼吸又无颈动脉搏动的幼儿，在叫救护车前，完成 1 分钟的心肺复苏术。

【操作方法】

1 将幼儿放在稳固的平台上。找到双侧肋骨的交会点（即胸骨）。将中指按在胸骨的底部，食指按在胸骨上。

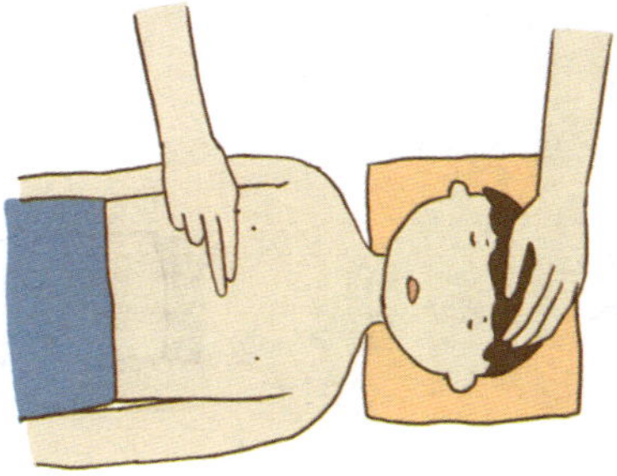

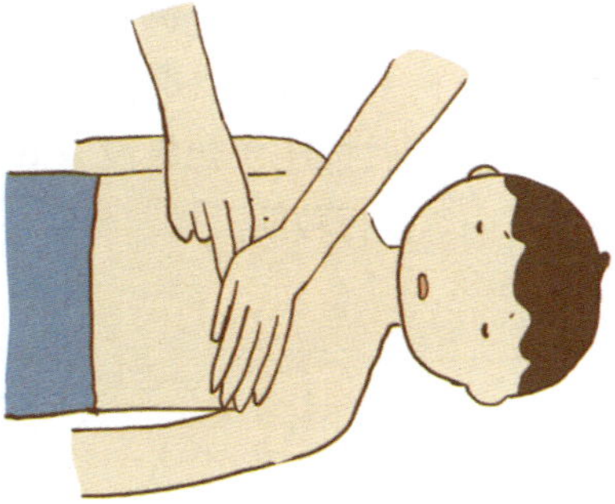

2 用另一只手掌的根部斜压中指与食指。

3 将上面的手掌根部垂直向下，压在胸骨上，深度不要超过胸腔前后径的 1/3。做 5 次这样的按压，频率为每分钟 100 次。

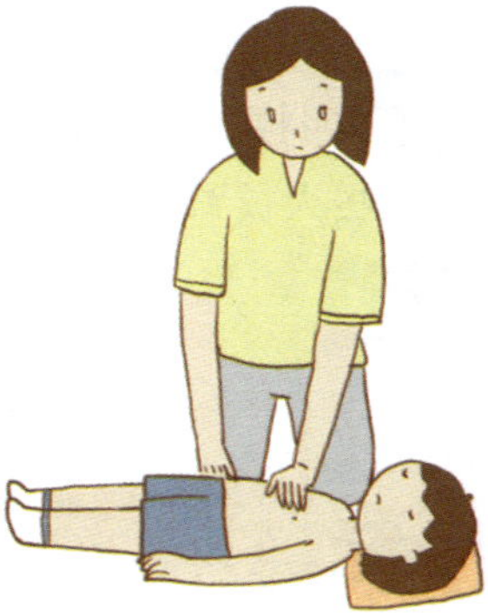

4 完成 1 次人工呼吸，详见前一节内容。

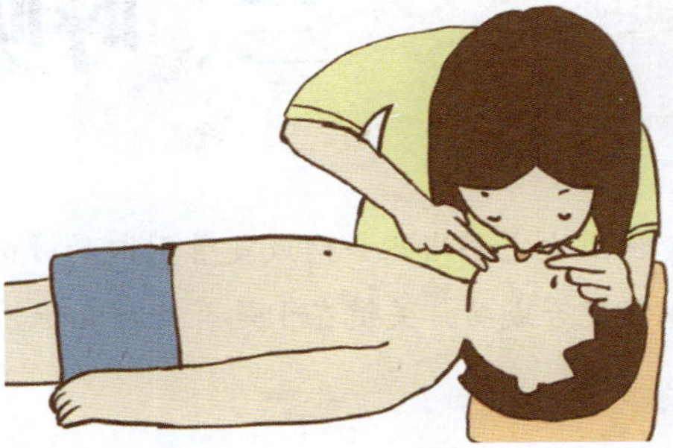

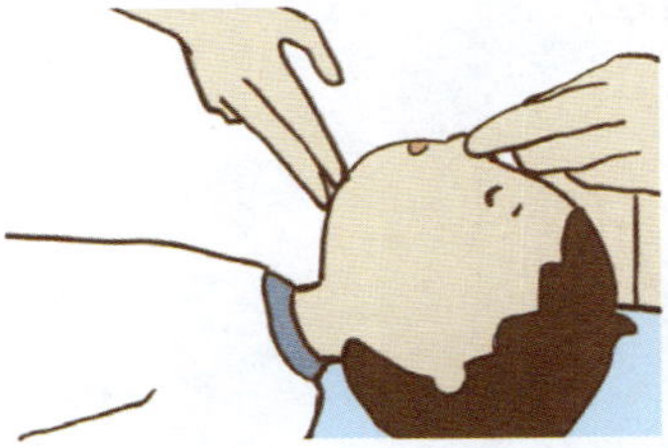

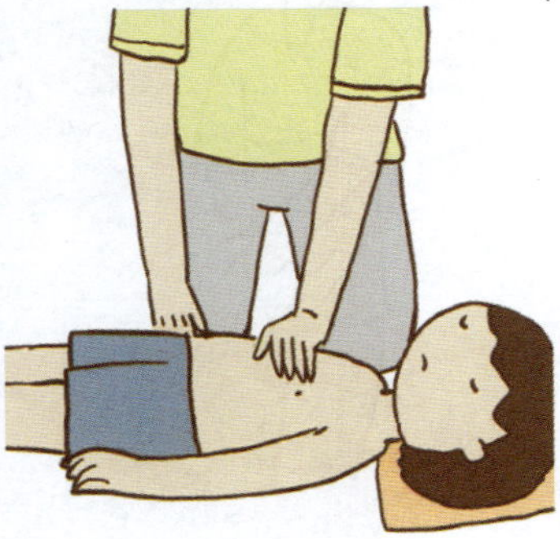

5 重复 5 次胸外按压、接着 1 次人工呼吸，周期约 1 分钟。

6 打电话叫救护车。继续做心肺复苏术——5 次胸外按压、接着 1 次人工呼吸，不断检查血液循环，直到出现明显的生命体征。如果呼吸和脉搏都恢复了，将幼儿摆成恢复体位，并仔细观察他的病情，直到救护车到来。

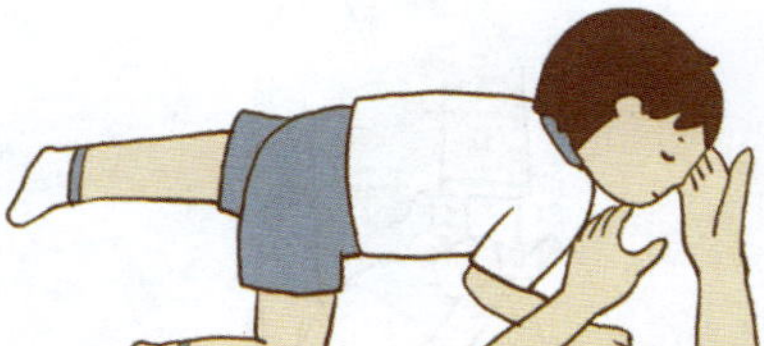

三、呼吸道阻塞

食物团块完全堵塞声门或气管引起的呼吸道阻塞是少儿猝死的常见原因之一。抢救呼吸道阻塞能否成功，关键在于是否及时诊断并迅速抢救。

婴儿的海姆立克法

【操作方法】

1 将婴儿脸朝下，头部顺着前臂下垂，并用手托住他的头部或肩膀，垂直拍打背部上方 5 次。

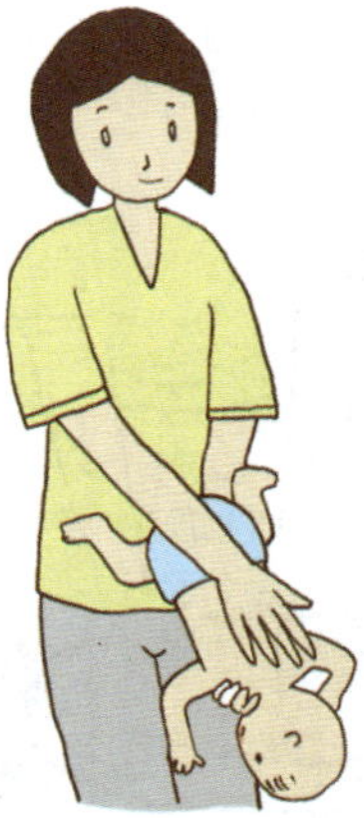

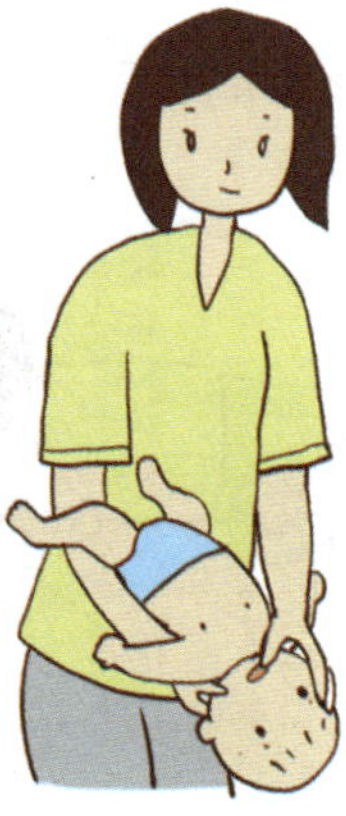

2 转过婴儿的脸朝上，用另一只手托住他，检查他的口腔，用手指抠出可见的阻塞物，不要盲目地将手指伸进喉内。

③ 如果拍背无效，则用两个手指在婴儿胸骨中点的下段，垂直向下按压 5 次，频率为 3 秒钟 1 次。这可以造成人为咳嗽，然后检查口腔。

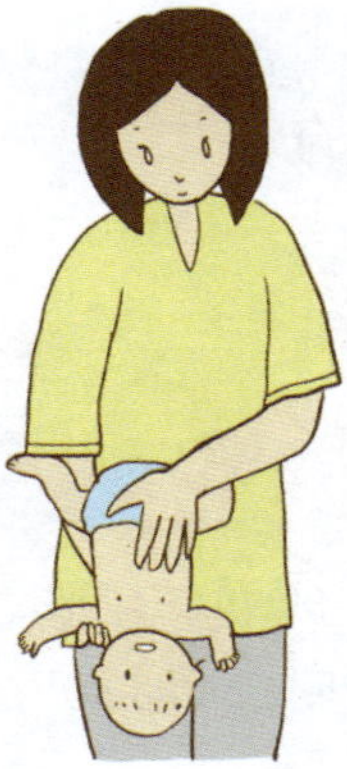

④ 如果阻塞物无法清除，重复以上三步 3 遍，然后抱上婴儿去打电话叫救护车。

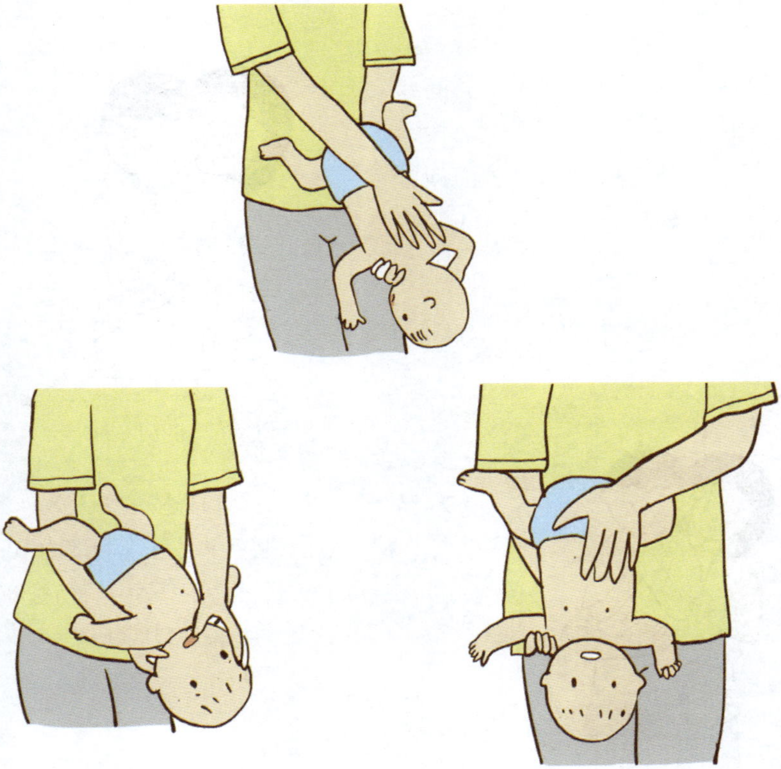

幼儿的海姆立克法

1. 意识清醒的幼儿

【操作方法】

1 让孩子朝前弯下腰，用力拍打其双肩胛骨之间的背部 5 次。

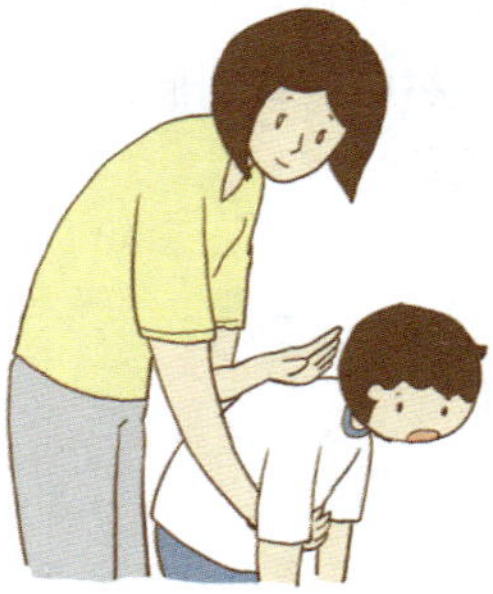

2 检查孩子口腔，用手指压住其舌根部，以看清异物，清理出可以看得见的异物。

3 如果拍背仍不奏效，就进行胸部按压。握住拳头，放在他的胸骨下段，用另一只手扶着握住的拳头，垂直向里按压 5 次，频率为 3 秒钟 1 次。再次检查口腔。

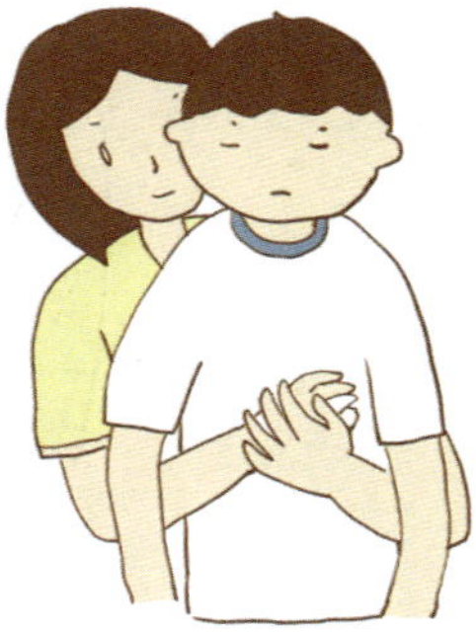

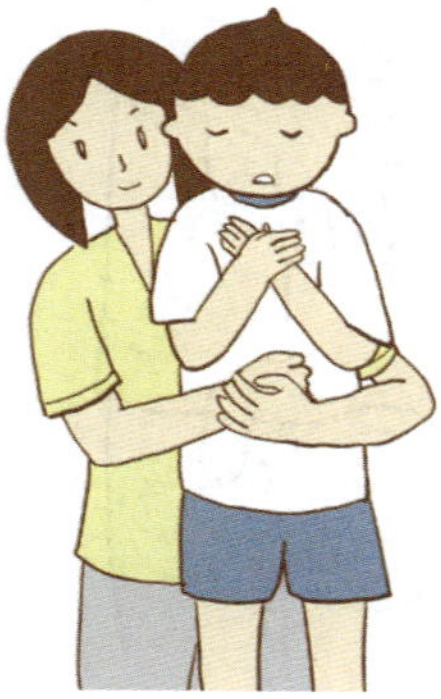

4 如果胸部按压仍无效，就做腹部按压。将拳头放在上腹部的中间、肋弓的下方，用另一只手托住它，向上按压 5 次后，检查其口腔。

2. 神志不清的幼儿

【操作方法】

1 转动孩子的身体，侧向一边，用手在其背部肩胛骨之间拍打 5 次。

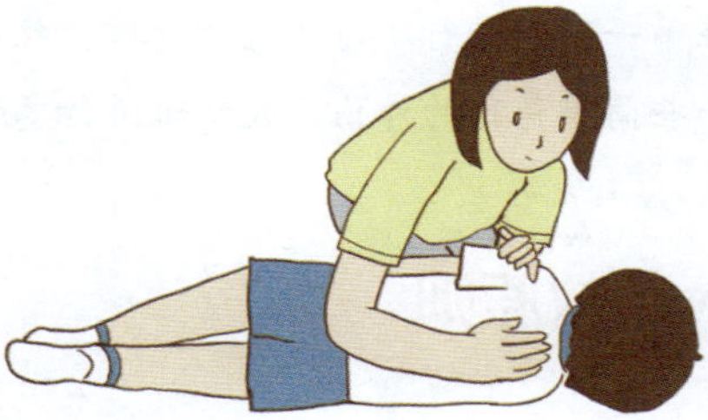

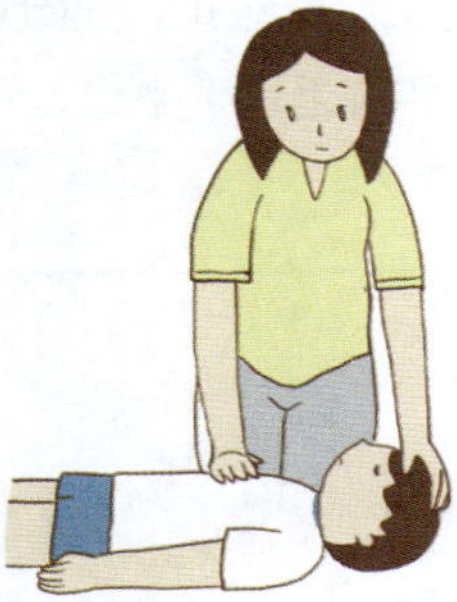

2 再将他的身体转成平卧位，用你的手掌根部放在他的胸骨下段，垂直向下按压 5 次，频率为 3 秒钟 1 次，再检查口腔。

3 如果上述方法无效，坐在孩子身体的一侧，或跨跪过他身体，将手掌根部放在其上腹部中间低于肋弓处，做 5 次向上的按压后，检查口腔。然后，再做 5 次人工呼吸。

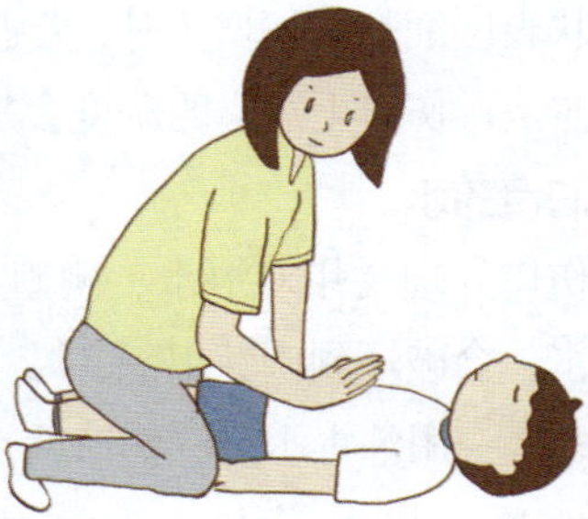

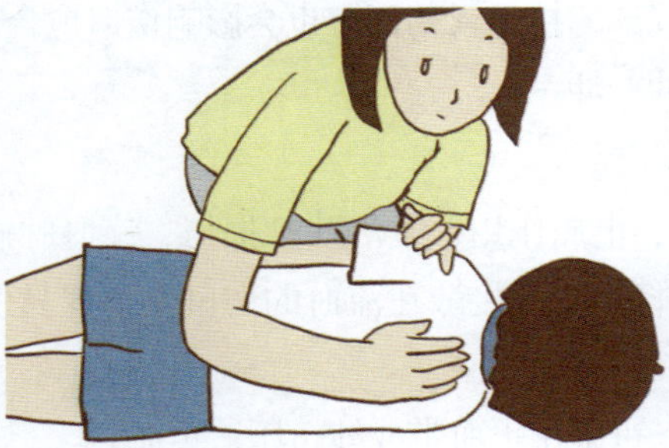

4 如果阻塞物仍无法清除，继续上述方法，即：拍背、按压胸部及腹部、检查口腔、做人工呼吸。

四、外伤急救牢记四个步骤

安全问题是父母在养育孩子时最为之担心的事情。小孩子自主意识薄弱，安全意识不强，很容易磕磕碰碰而受伤，意外伤害总在不经意间发生，此时，父母若能在第一时间进行及时正确地处理，往往能直接影响到伤害痊愈的程度。因此，掌握一些简单易行的外伤急救知识进行急救是父母必须具备的能力。

急救原则

- □ 先抢后救，先重后轻，先急后缓，先近后远。
- □ 先救命，后治伤。
- □ 确保自身和病人安全，做好自我保护。
- □ 先止血后包扎，先固定后搬运。
- □ 操作宜迅速、平稳、轻柔。

外伤处置最常见的四个错误方法

①保持伤口干燥。

当皮肤表层细胞游移增生时，若遇到结痂，则皮层细胞难以移动，伤口愈合时间变长。

正确方法：伤口上适当的湿度会加速愈合。

②涂多种消毒药水。

以前伤口处理常用双氧水、碘酒、红药水、紫药水涂得“姹紫嫣红”，但现在认为这些消毒药水，会破坏到肉芽组织，减少白血球活性。

正确方法：用消毒水清洗伤口后，马上再用生理盐水把这些消毒药剂冲拭掉为好。

③必用抗生素。

除非感染已发生，不然不用抗生素，即使是局部的抗生素药膏，也会影响伤口愈合。

正确方法：重要的是用生理食盐水——冲、冲、冲。

④乱涂云南白药。

云南白药虽然具有良好的活血、消肿、止血、止痛作用，主治跌打损伤、瘀血肿痛、外伤出血、吐血等，但是多作为口服之用。如果将药粉直接散在流血的伤口上，容易引起伤口感染发炎，反倒不能发挥其应有的功效。

正确方法：伤口出血不宜直接涂撒云南白药，可采用止血带或纱布压迫止血。

止血

外伤一般都会导致出血，大量的出血会威胁幼儿生命。所以当孩子划伤皮肤有出血时，首先要进行止血。下面介绍一些止血的常用方法。

▶ 一般止血法

【适用范围】适用于表浅的划伤和擦伤出血。

【操作方法】

① 局部用生理盐水冲洗，周围用75%的酒精涂擦消毒。涂擦时，从近伤口处向外周擦。

② 伤口盖上无菌纱布，用绷带包紧，绷带的压力通常能促使血液在伤口处凝固。

③ 如果患部有较多毛发，应剃去毛发再清洗、消毒、包扎。

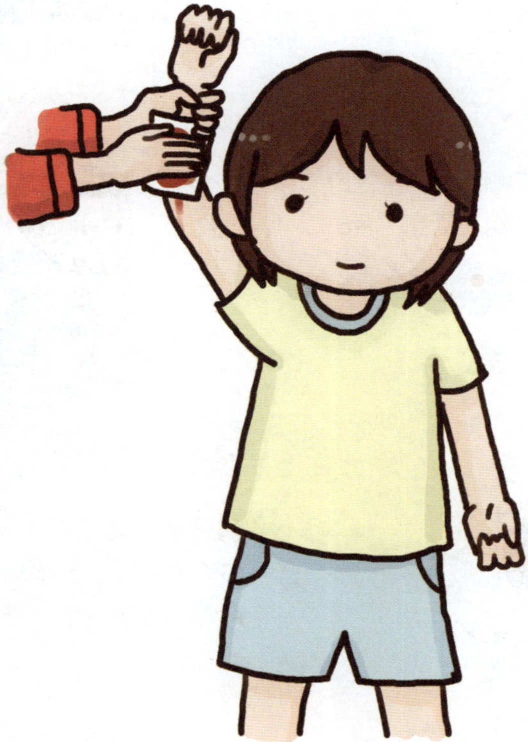

▶ 指压止血法

【适用范围】只适用于头面颈部及四肢的动脉大出血急救，以压迫供应出血区域组织的动脉来达到止血目的。

【操作方法】

1 **头顶部出血：**一侧头顶部头皮出血，在同侧耳前，对准下颌关节上方，用食指或拇指压迫颞浅动脉搏动点。

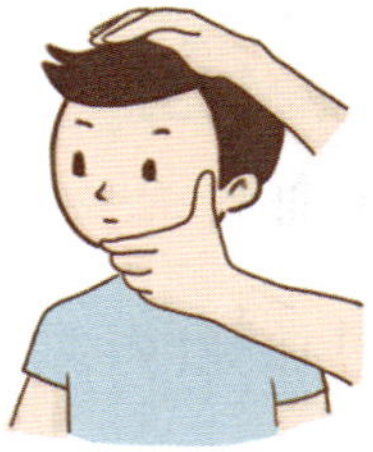

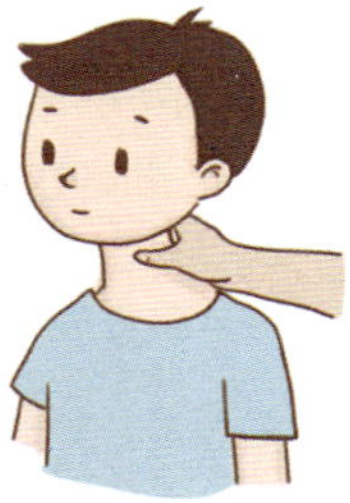

2 **头颈部出血：**一侧头面部出血，可用拇指或其他四指在颈动脉搏动处，压向颈椎方向。颈部动脉在气管与胸锁乳突肌之间。需要注意的是不能同时压迫两侧颈总动脉，以免造成脑缺血而坏死。

3 **颜面部出血：**一侧颜面部出血，用食指或拇指压迫同侧面动脉搏动处。面动脉在下颌骨下缘下颌角前方约 3 厘米处。

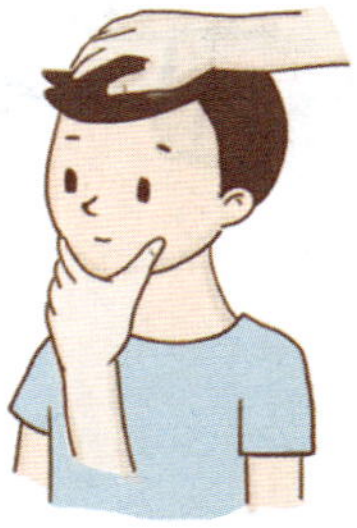

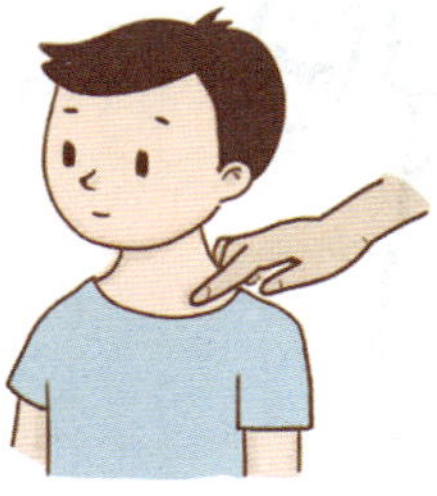

4 **肩腋部出血：**用食指压迫同侧锁骨窝中部的锁骨下动脉搏动处，将其压向深处的第一肋骨。

⑤ **前臂出血：**一只手抬高伤肢，另一只手拇指或其余四指压迫上臂内侧肱动脉的搏动点。

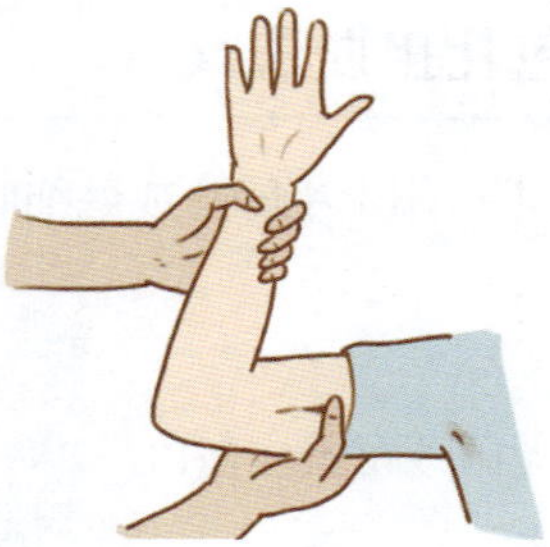

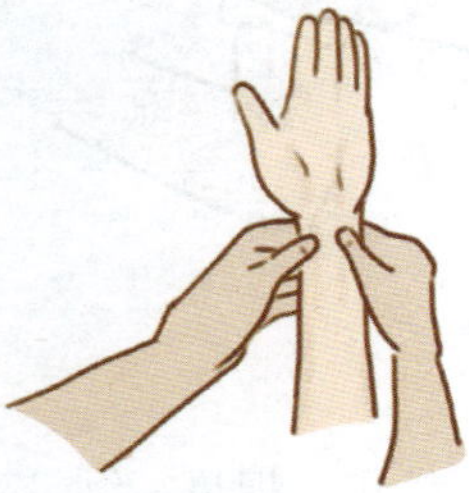

⑥ **手部出血：**互救时两手拇指分别压迫手腕横纹稍上处，内外侧（尺、桡动脉）各有一搏动点。

⑦ **大腿以下出血：**自救时用两手拇指重叠起来用力压迫大腿上端腹股沟中点稍下方股动脉搏动点。

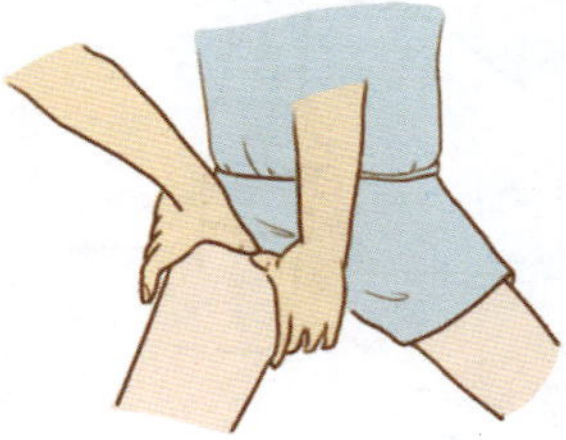

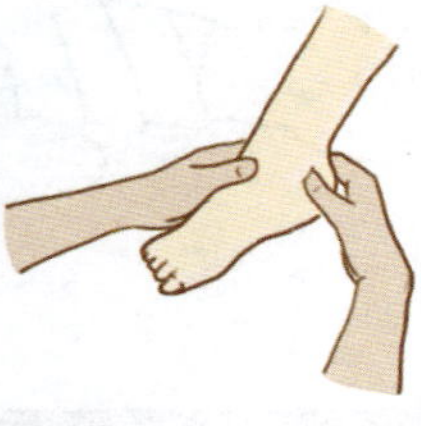

⑧ **足部出血：**抬高伤肢，用两手指或拇指分别压迫足背中部近踝关节处的足背动脉，以及足跟内侧与内踝之间的胫后动脉。

【注意事项】

压迫时间不宜过长，处理头部出血时不要让伤者躺下，四肢止血时要抬高上肢。

▶ 加压包扎止血法

【适用范围】适用于小静脉或毛细血管出血。

【操作方法】

① 先用无菌纱布盖住伤口。

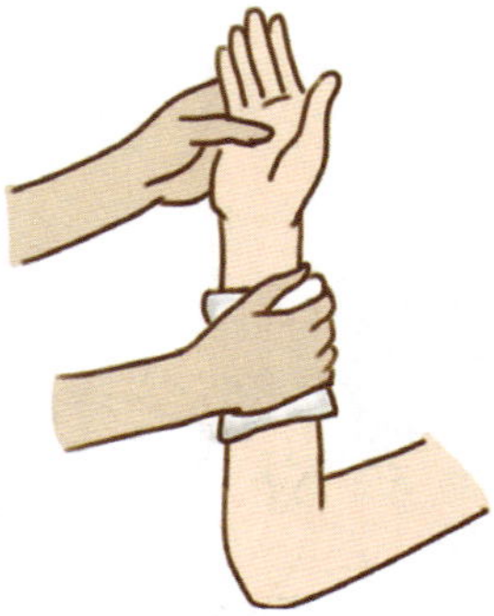

② 然后用纱布、棉垫、绷带等做成衬垫放在无菌纱布上，再用绷带或三角巾加压包扎。

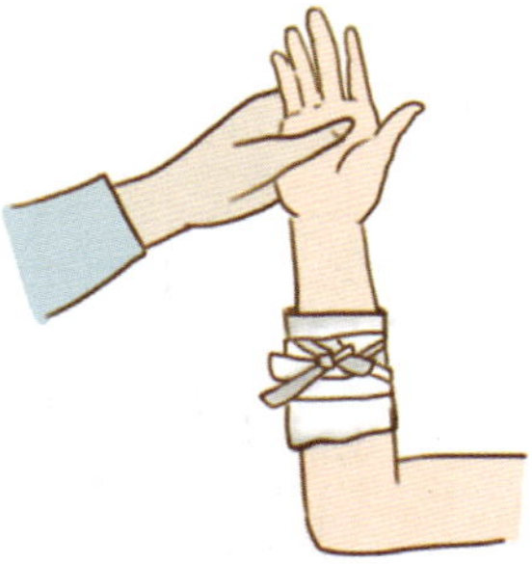

③ 检查包扎的松紧度，不要过紧或过松，以起到止血目的为宜。

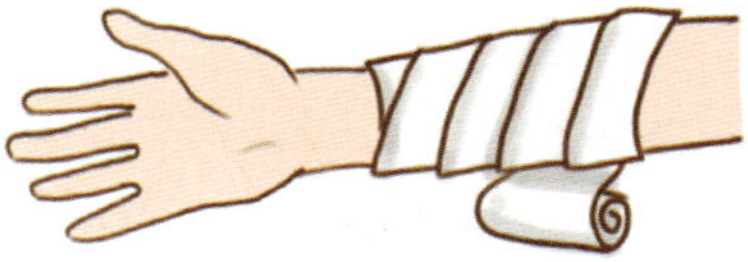

【注意事项】

如果伤口在腿上或手上，要抬起受伤肢体，使伤口高于心脏。

如果伤口上嵌有碎玻璃片、金属等物体，使用绷带反而会使物体深嵌入伤口。

如果怀疑伤口处有骨折，也不适合加压包扎。这时可以尝试指压止血法或止血带止血法。

▶ 屈肢加垫止血法

【适用范围】适用于前臂或小腿出血。

【操作方法】

1 在肘窝、腋窝、腘窝、腹股沟内放一纱布垫、棉花团或毛巾、衣服等物品。

2 弯曲关节，用三角巾做“8”字型固定。

3 怀疑骨折或关节脱位者不能使用这种方法。

▶ 止血带止血法

【适用范围】只能用于四肢动脉大出血。

止血带：常用的止血带有橡皮和布制两种。在紧急情况下常选用绷带、布袋、领带、丝袜、大手绢代替。

【操作方法】

1 **橡皮止血带：**借助橡皮管的弹性将动脉血管压瘪，达到止血目的，这种方法较牢固、可靠。止血带应绷在伤口的近心端，上臂和大腿都应绷在前1/3处。用纱布、棉布或毛巾、衣物等物作为衬垫后再上止血带。用左手的拇指、食指、中指捏住止血带的一端，将长的末端拉紧绕肢体2圈，然后用左手食指、中指夹住末端从止血带下拉过，由另一边牵出，形成一个活结。

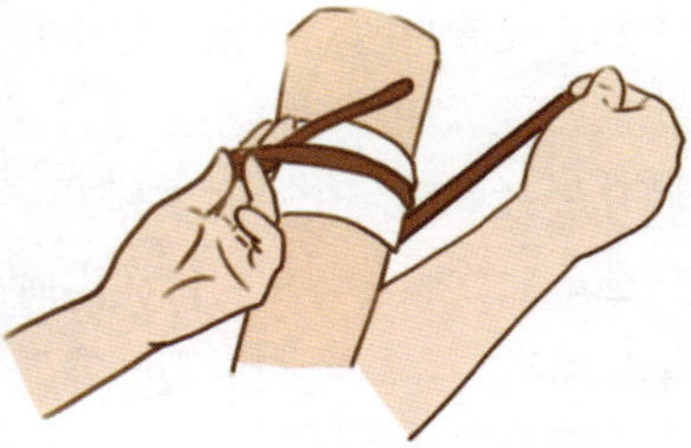

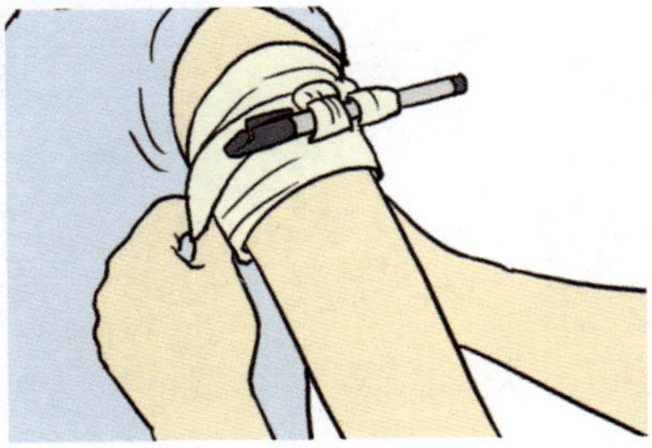

2 **布制止血带：**加压位置与橡皮止血带相同，先加纱布、毛巾等衬垫，然后将布带平整地缠在肢体上拉紧固定。

③ **就便材料：**现场没有止血带时，可将毛巾、三角巾、手绢等打一个活结，用笔杆、筷子、小木棒等把毛巾、布带、衣袖绞紧、固定，将绞紧后的小棒插在活结小圈内固定，这种方法也叫绞紧包扎法。常用于上肢和下肢止血。但不能用绳索或电线代替。

【注意事项】

- 要注意止血带的适用范围，当四肢大动脉出血用加压包扎不能止血才能使用止血带。
- 上止血带的部位要适当，止血带要绑在伤口上方肌肉多的部位。上下肢中段不能上止血带，以免压迫神经。
- 止血带不能直接扎在皮肤上，应用纱布、棉垫、绷带等作为衬垫，以隔开皮肤和止血带。紧急时，可将裤脚或袖口卷起，再将止血带扎在上面。
- 止血带松紧要适当，过紧影响血液循环，损伤神经组织，造成肢体坏死，过松达不到止血的目的。以出血停止并且摸不到远端动脉搏动为度。
- 止血带连续使用时间不能超过 5 小时，避免发生急性肾功能衰竭或止血带休克或肢体坏死。每隔 1 小时要松开止血带 1 ～ 3 分钟。放松止血带时要慢慢松开，以免造成血栓脱落，引起再次出血。放松后如果再次出血，可用指压法临时止血。
- 上止血带后，应在明显的部位加以标记，注明伤情及上止血带的时间和部位。
- 寒冷季节要注意保暖。

▶ 填塞止血法

【适用范围】适用于软组织内的血管损伤出血。

【操作方法】

① 先用无菌纱布填入伤口内压紧。

② 再外加大块纱布、棉垫、绷带加压包裹。

③ 松紧度以达到止血目的为宜。

包扎

包扎伤口是各种外伤中最常用、最重要、最基本的急救技术之一。

包扎的作用

- 包扎时施加压力，可起到压迫止血的作用。
- 保护伤口，减少感染。
- 扶托受伤的肢体，减轻伤员的痛苦。
- 固定敷料和夹板的位置。

包扎的原则

包扎时，要做到快、准、轻、牢。快，即动作迅速敏捷；准，即部位准确、严密；轻，即动作轻柔，不要碰撞伤口；牢，即包扎牢靠，不可过紧，以免影响血液循环，也不能过松，以免纱布脱落。

包扎前清洁、消毒伤口

○ 清洁伤口前，尽量对患儿讲清目的，这样既能取得患儿的合作，又可以避免患儿因害怕或疼痛发生晕厥等意外事故。

○ 如周围皮肤太脏并粘有泥土等，应先用清水洗净，然后再用75%酒精消毒伤面周围的皮肤。涂擦酒精时要由内向外，即由伤口边缘开始，逐渐向周围扩大消毒区，这样越靠近伤口处越清洁。如用碘酒消毒伤口周围皮肤，必须再用酒精擦去，使用这种“脱碘”的方法，是为了避免碘酒灼伤皮肤。应注意，这些消毒剂刺激性较强，不可直接涂抹在伤口上。

○ 伤口要用棉球蘸生理盐水轻轻擦洗。自制生理盐水，即1000毫升冷开水加食盐9克即成。

○ 清洁伤口时，如有大而易取的异物，可酌情取出；深而小又不易取出的异物切勿勉强取出，以免把细菌带入伤口或增加出血。

○ 大的伤口需要包扎。包扎前，最好垫衬敷料（一般也是由纱布块做成）用于止血和吸收伤口分泌物。也可直接用包扎材料包扎。

▶ 包扎材料及使用方法

包扎材料最常用的是绷带卷和三角巾，紧急情况下可用干净的布物剪裁后代替。

卷轴绷带及使用方法

药店里可以买到各种宽度和长度的用纱布卷成的绷带卷，一般长 5 米，家庭也可以用干净的纱布蒸煮 15 分钟后自制备用。绷带可以适应人体的多数部位。

1 **环形法。**适用于肢体粗细相等部位，如颈部、胸腹部、四肢、手指、脚趾，小伤口的包扎一般都用此法。

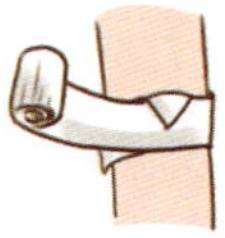

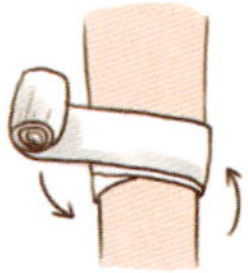

- □ 将绷带做环形缠绕，第一圈略斜一点，第二圈与第一圈重叠，将第一圈斜出的一角压于环形圈内，这样固定更牢靠些。
- □ 第三圈开始每一圈都将上一圈压住约 3/4，沿同一方向缠绕直至将敷料全部包裹住。
- □ 将绷带剪断，用胶带或别针固定，或剪开带尾成两头打结，或者将绷带反方向再拉出一段，形成一边单层，一边双层，然后打结。

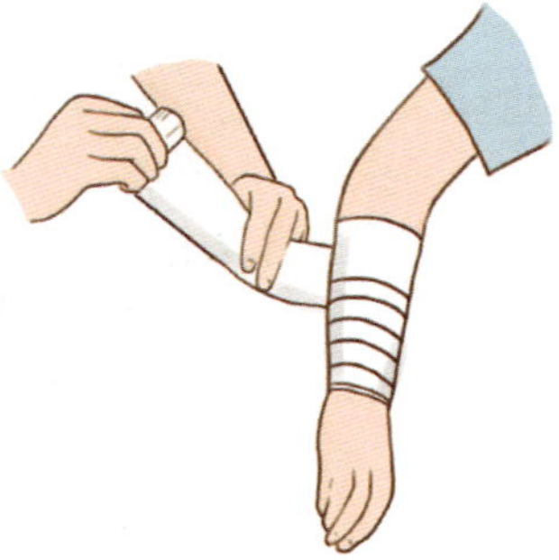

2 **螺旋法。**适用于四肢和躯干等处。从肢体较细部位开始，把绷带向渐粗部位缠绕，每一圈压在上一圈的 1/2 处，然后将绷带尾端固定。

③ 螺旋反折法。用于四肢的包扎。将绷带由肢体细端开始缠绕，每绕一圈就把绷带反折一下，盖住上一圈的1/3 ~ 2/3，然后固定。

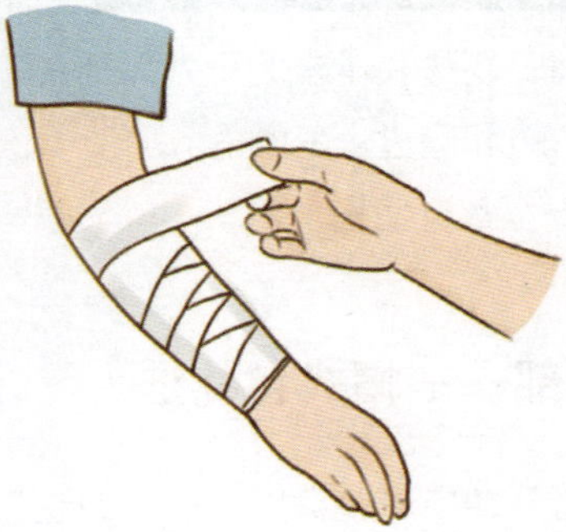

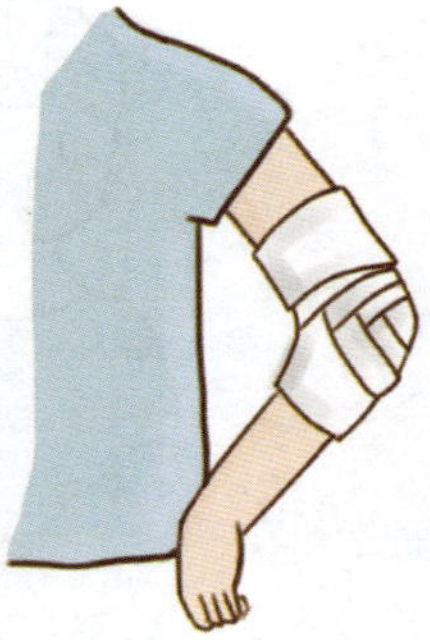

④ “8”字形法。多用在肩部、膝部、脚踝等部位。先绕2圈固定，然后一圈向上缠绕，再一圈向下，每圈在正面和前一圈相交叉，并压盖前一圈的1/2，然后固定绷带尾端。用“8”字形包扎手和脚时，手指、脚趾无创伤处应暴露在外，以观察血液循环情况如水肿、发紫等。

⑤ 回返法。用于头和断肢端的包扎。将绷带多次来回反折。第一圈从中央开始，接着每圈一左一右，直至将伤口全部包住，然后将反折的各端固定，此法需要一位助手在反折时按压一下绷带的反折端，松紧要适度。

⑥ 蛇形法。多用在夹板的固定上。与上面方法相同的是，蛇形法也是先将绷带头压住，然后按每圈与上一圈间隔为一个绷带宽度来缠绕，到末端后再反折缠回来缠第二层，将上一层的空隙盖住，固定。

三角巾及使用方法

将一块边长 1 米的正方形棉布，对角剪开就成了两条三角巾。三角巾分顶角、底角、斜边和底边，在顶角上加带子，便于包扎时使用。三角巾应用灵活，包扎面积大，各个部位都可使用。

①头部——帽式包扎法

将三角巾底边折出 2 指宽的边，正中点平放在前额眉上，顶角向后拉盖住头顶，然后两底边延两耳上方向后拉至枕部下方，左右交叉压住顶角，再将两底边经耳上绕到前额打结，最后将顶角向上掖入交叉处。

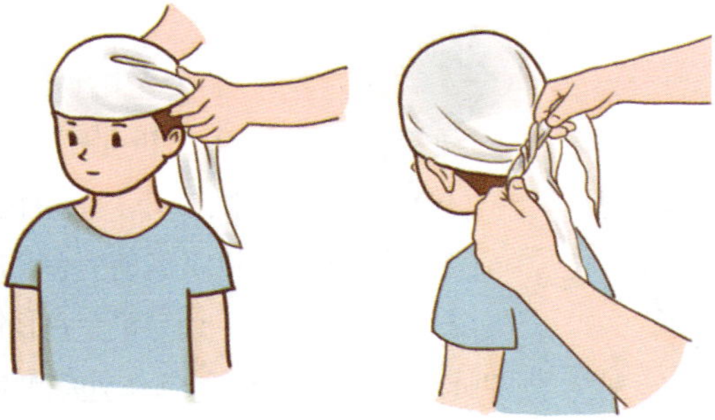

②耳部——风帽式包扎法

将三角巾顶角和底边中点各打一个结，顶角结放前额正中处，头部套入风帽内，将两底角向下拉紧，再将底边向外折出约 3 指宽的边，左右交叉包绕兜住下颌，再将两底角拉至枕部后打结。

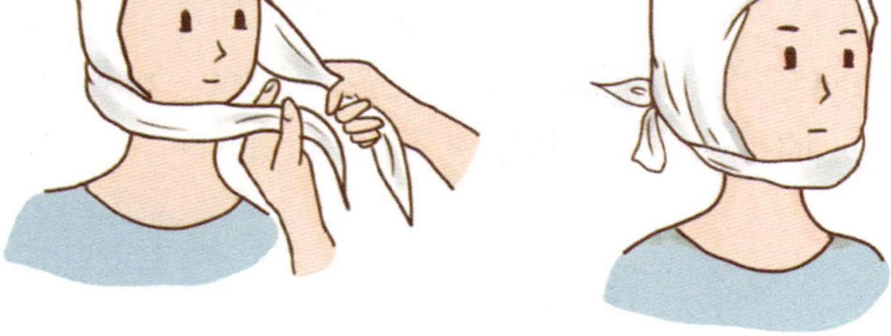

③面部——面具式包扎法

将三角巾顶角打结，并剪开口、眼孔，顶角在头顶部朝上，罩住头面部，并将两底角向枕后拉紧后左右交叉，再绕至下颌处打结。

④单眼——带式包扎法

将三角巾折叠成4指宽的带形，斜放于伤侧眼部，从伤侧耳下绕至枕后，再经眼部，从伤侧耳下绕至枕部后，再经健侧耳下拉至前额与另一侧带交叉反折，再绕头一周，于健侧耳下打结。

⑤双眼——“8”字形包扎法

将三角巾叠成4指宽的带形，中部放在枕部，两底角分别经耳下拉至两眼部，在鼻梁处左右交叉各包一眼，成“8”字形经头顶交叉后再绕至下颌处打结。

⑥胸部包扎法

将三角巾底边横放于伤侧胸，顶角上拉经伤侧肩至背后，把左右两底角拉至背后，在顶角正下方打结，再和顶角相结。

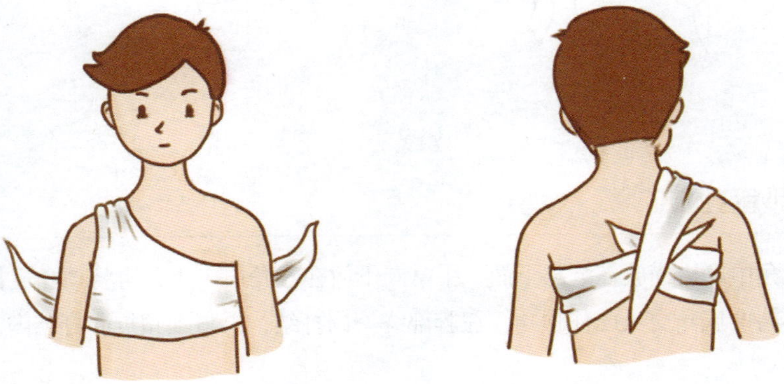

⑦背部包扎法

与胸部包扎的方法一样，位置相反，结打在胸部。

⑧下腹部包扎法

将三角巾顶角朝下，底边横放腹部。两底角在腰后打结，然后将顶角由两腿间拉至腰后与底角打结。

⑨臀部包扎法

将三角巾顶角朝下放在伤侧大腿根部，一底角包绕大腿根部与顶角打结，再将另一底角提起围腰与底边打结。

10. 膝（肘）部包扎法

将三角巾折叠成适当宽度的带式，将带的中段斜放于膝（肘）伤部，包绕肢体一周打结。

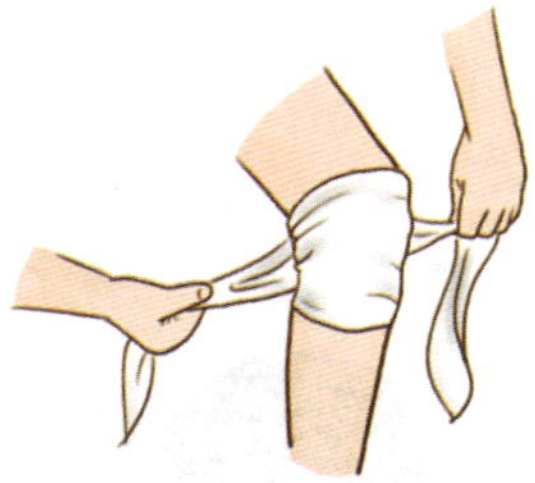

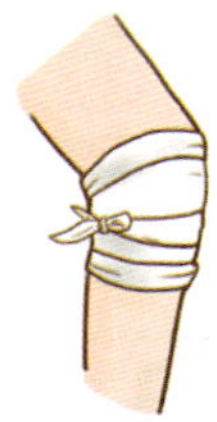

11. 手部包扎法

将三角巾底边横放在腕部下面，手掌向下放在三角巾中央，再将顶角反折盖住手背，然后将两底角交叉压住顶角，在腕部绕一周打结，再将顶角折回打结内。

12. 足部包扎法

将三角巾底边横放于踝部后侧，脚底向下放在三角巾中央，再将顶角反折盖住脚背上，然后将两底角交叉压住顶角，在踝部绕一周打结，再将顶角折回打结内。

四头带：由绷带变化而来

将一条绷带两端剪开，就成了四头带。四头带的长短可根据不同的包扎部位而定。

燕尾巾：由三角巾变化而来

将三角巾的顶角向底边偏左或偏右对折，即成燕尾巾。两尾夹角的大小，可根据包扎部位不同而定。

代用材料

在紧急情况下，如果没有无菌纱布、绷带等，可以用干净的衣服、毛巾、手绢、白布代替，当作敷料和绷带。注意救护者的双手要先用肥皂清洗干净。

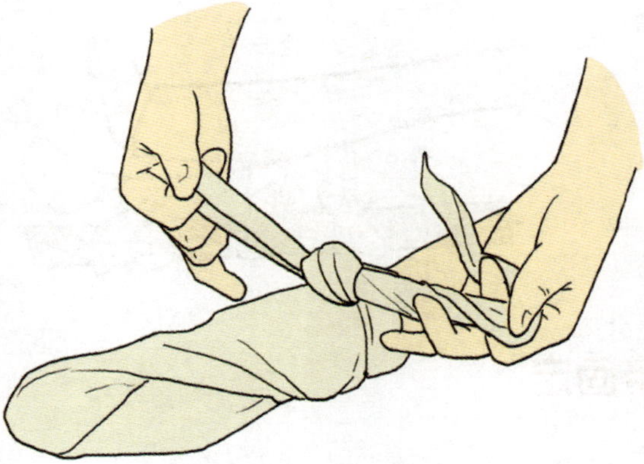

专家提醒

- □ 包扎打结或用别针固定的位置，应在肢体外侧或前面，避免在伤口或坐卧能压到的部位。
- □ 如遇到一些特殊严重的伤口，如内脏脱出时，不应送回，以免引起严重的感染或发生其他意外。原则上可用消毒的大纱布或干净的布类包好，然后用经酒精涂擦或煮沸消毒后的碗或小盆扣住脱出物，用绷带或三角巾固定好。

固定

固定对骨折、关节严重损伤、肢体挤压伤和大面积软组织损伤等能起到很好的固定作用。可以临时减轻痛苦，预防休克，防止伤口感染，避免神经、血管、骨骼、软组织等再遭损伤。

小夹板固定

这种固定方式家庭可操作性较强，适合肢体多个部位的固定。在伤处皮肤上衬垫纱布等软性材料，用绷带或布条将患肢固定在小夹板上即可。夹板可由 2 ~ 3 厘米厚的条形木板代替。

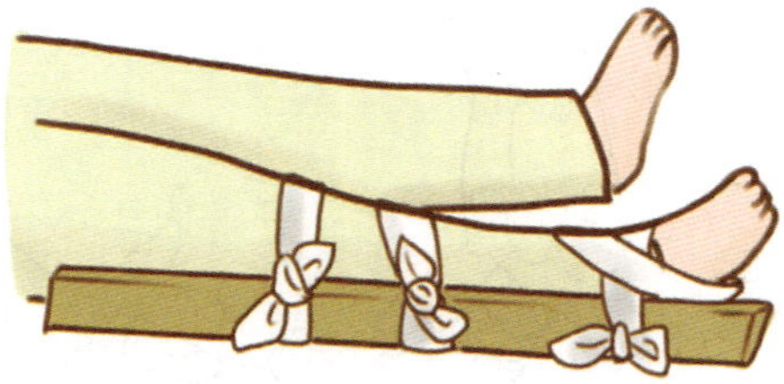

石膏绷带固定

这种固定方式一般在医院进行。用无水硫酸钙的细粉末，均匀撒在特制的稀纱布绷带上，做成石膏绷带，经水浸泡后缠绕在肢体上数层，使其成管型石膏；或做成多层重叠的石膏托，用湿纱布绷带包在肢体上，待凝固成坚固的硬壳，对骨折肢体起有效的固定作用。

外展架固定

适合于上肢固定。用铅丝夹板、铅板或木板制成外展架，再用石膏绷带包于病儿胸廓侧方后，可将肩、肘、腕关节固定于功能位。病儿站立或卧床，均可使患肢处于高抬位置，有利于消肿、止痛、控制炎症。

如何判断是否骨折？

- □ 受伤部位有剧烈疼痛和压痛，活动时疼痛加重。
- □ 受伤肢体畸形，由于骨折断端错位，造成肢体弯曲，缩短或扭转。
- □ 有骨摩擦音，活动时可出现骨摩擦音。
- □ 活动功能障碍，因骨折后肢体失去原有的支持作用。
- □ 局部肿胀，因骨折断端和小血管损伤出血，引起软组织损伤。
- □ 大出血，由于骨折损伤了血管、易造成出血。

固定的方法及步骤

下面详细介绍适合家庭急救的夹板固定法。如果有表面创伤者应先止血、包扎。

①颈椎骨折固定

- ▶ 使伤者的头颈与躯干保持一条直线。
- ▶ 用棉布、衣物等，将伤者颈部、头部两侧垫好，防止左右摆动。
- ▶ 将木板放置头至臀下，然后用绷带或布带将额部、肩部、上胸部、臀部缠绕固定在木板上。

②锁骨骨折固定

两腋前加适当衬垫，将绷带或叠成带状的三角巾，成“8”字形绕两肩拉紧打结，并用三角巾绕过颈部吊托前臂。

③上臂（肱骨）骨折固定

先将伤肢内旋 15 度，在上臂内外侧用 2 块夹板将骨折上下两端固定。腋下加垫并用三角巾悬吊于胸前，用另一条三角巾将伤臂固定于胸部。

④前臂骨折固定

将两块夹板分别在前臂的掌侧和背侧加垫后用绷带固定，夹板长度要超过肘关节。然后在腋下加垫，用三角巾将前臂悬吊在胸前。

⑤大腿（股骨）骨折固定

用夹板或木板 3 块平行放在伤肢内外侧，其中一块的长度要从腋下到脚跟，在内外关节处加垫，将大腿、小腿、踝关节一起用绷带分段固定。腿部也可用“8”字形绷带固定，使脚和小腿成直角。没有固定材料时可采取健肢固定法，将患肢绑缚在健肢上。

⑥小腿（腓骨）骨折固定

将夹板放在小腿外侧，夹板长度上端要超过膝关节，下端至脚跟部，在膝部和踝部加垫后用布带分段固定。在脚部用“8”字形绷带固定，使脚和小腿成直角。

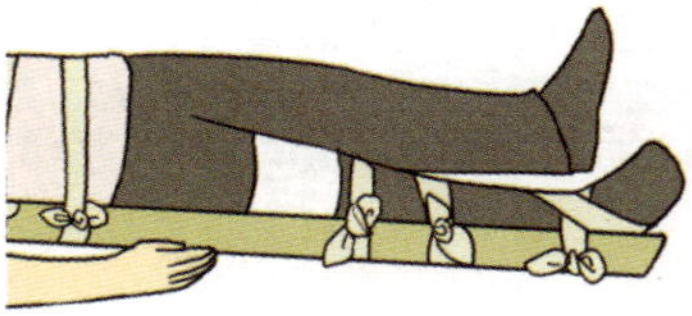

⑦小腿健肢固定

将健肢移向伤肢，在两膝和两踝之间加垫，再用丝带分段固定，脚部用“8”字形绷带固定。

⑧脊柱骨折固定

脊柱发生创伤时，常常表现为颈椎、胸椎、腰椎、尾椎骨折或错位，以及脊髓损伤，常导致残废，危及生命。

- 使伤者的躯干保持一条直线，躺在硬担架或整块木板上。
- 用枕头、沙袋、衣物等填塞物在颈部、头部、腰部及下肢双侧垫好塞紧，防止摆动。
- 用绷带或布带将全身缠绕固定在木板上。

搬运

经过现场急救后，必须把伤病员及时送往医院进一步抢救、治疗。正确的搬运对伤病者的抢救、治疗和预后都至关重要，不但可减少病人的痛苦，还有利于防止造成新的损伤。

▶ 单人搬运

适于伤势较轻的伤者，常见的有背负法、抱持法、爬行法等。

▶ 背负法

【适用范围】适合老幼、体轻、清醒的伤病者。

【操作方法】

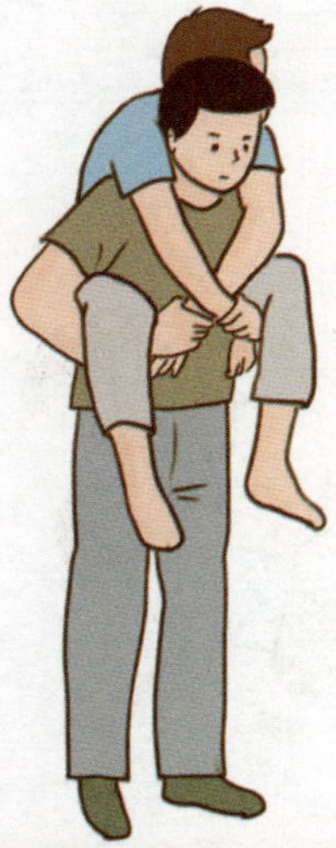

① 救护者背向伤病者蹲下，让伤病者将双臂从救护员肩上伸到胸前，两手紧握。救护员抓住伤病者的大腿，慢慢站起来。

② 如病人卧于地上，救护人可躺其一侧，一手紧握伤者肩部，另一手抱其腿，用力翻身，使其伏于救护人背上，而后慢慢起来。

③ 对于神志不清的伤者，可采用交叉双臂紧握手腕的背负法。这样可以使伤者紧贴救护者，减少摇动可能带给伤者的损伤。

【注意事项】

背负法不适合脊柱骨折、胸部损伤和四肢骨折的伤者。

抱持法

【适用范围】适合年幼、体轻、没有骨折、伤势不重的患儿。

【操作方法】

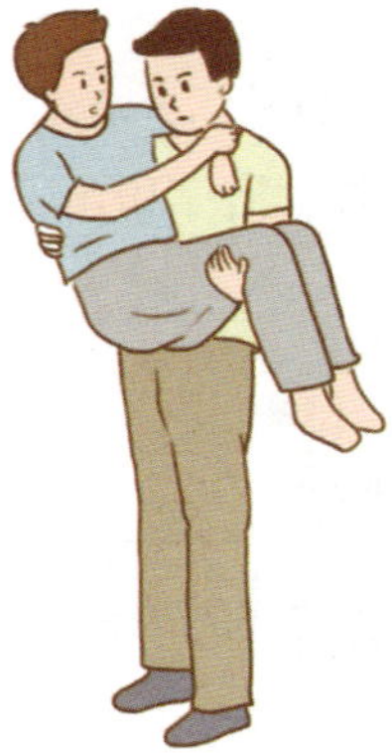

① 救护者蹲在患儿一侧，一手抱背部，一手托大腿将其抱起，若患儿有意识可让其一手搂着救护者颈部。

【注意事项】

脊柱或大腿骨折者禁用此法。

爬行法

【适用范围】适合狭窄空间和火灾现场。

【操作方法】

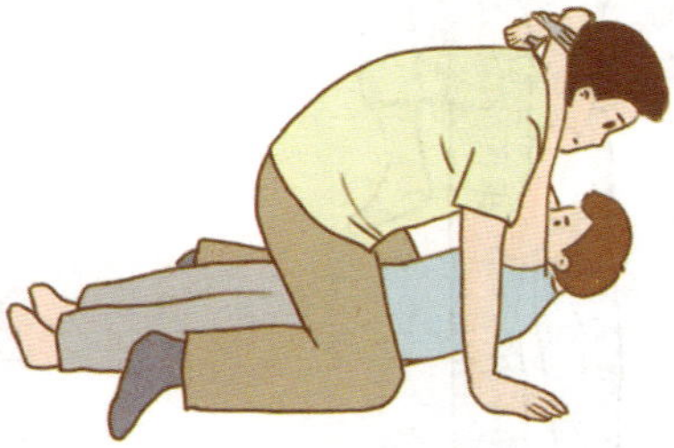

① 救护者骑跨跪于伤者上方，将伤者双手套在救护者颈部，使病人的头、颈、肩部离开地面，救护人双手着地，拖带爬行前进。

【注意事项】

搬运过程中，动作要轻巧、敏捷，避免震动，以减少伤病员的痛苦。
搬运过程中，应注意观察伤病员的伤势与病情变化。

双人搬运

椅托式

【操作方法】

① 两名救护者面对面分别站在伤者两侧，各伸出一只手在伤者大腿下相互握紧，另一只手搭在对方救护人肩上，支托伤者背部。

拉车式

【适用范围】适合意识不清的伤病者。

【操作方法】

① 一人站在病人背后将两手插入病人腋下，抱入怀中，另一人站在伤者膝盖一侧或两膝之间，抱住双腿。两人一前一后步调一致将伤者抬起运走。

【注意事项】

颈、腰椎骨折病人禁用此法。

平托法

【操作方法】

① 两名救护者站在病人同侧，分别托住病人的胸腹部和双下肢，使病人身体与地面平行，平稳移出。

五、其他常用儿童急救操作

父母除了必须掌握以上的急救操作外，还要正确掌握测量体温、脉搏、呼吸次数及酒精擦浴、冷敷、热敷的操作方法。

怎样测量脉搏?

随着心脏的舒缩，在表浅的动脉所摸到的搏动称为脉搏。在正常情况下，脉率和心率是一致的。脉搏的频率受年龄和性别的影响，一般女性比男性快，儿童比成人快。另外，运动和情绪激动时可使脉搏增快，而休息、睡眠时则脉搏减慢。临床上有许多疾病，特别是心脏病会使脉搏发生变化。

测量脉搏的方法

直接测法： 最常选用桡动脉搏动处。桡动脉在手的腕关节上方，靠拇指一侧搏动最明显。先让病人安静休息 5 ~ 10 分钟，手平放在适当位置，坐卧均可。检查者将右手食指、中指、无名指并齐按在病人手腕段的桡动脉处，压力大小以能感到清楚的动脉搏动为宜，数半分钟的脉搏数，再乘以 2 即得 1 分钟脉搏次数。在紧急情况下，桡动脉不便测脉搏时也可采用以下动脉：

颈动脉，位于气管与胸锁乳突肌之间；肱动脉，位于臂内侧肱二头肌内侧沟处；股动脉，大腿上端，腹股沟中点稍下方的一个强大的搏动点。

间接测法： 用脉搏描记仪和血压脉搏监护仪等测量。具体使用方法看仪器说明书。

常见的异常脉搏

- **脉搏增快（≥ 100 次 / 分钟）：** 生理情况有情绪激动、紧张、剧烈体力活动（如跑步、爬山、爬楼梯、扛重物等）、气候炎热、饭后、酒后等。病理情况有发热、贫血、心力衰竭、心律失常、休克、甲状腺功能亢进等。
- **脉搏减慢（≤ 60 次 / 分钟）：** 颅内压增高、阻塞性黄疸、甲状腺功能减退等。
- **脉搏消失（即不能触到脉搏）：** 多见于重度休克、多发性大动脉炎、闭塞性脉管炎、重度昏迷病人等。

怎样测量体温？

基础体温是指机体静息状态维持最低正常代谢水平时的体温，通常是在睡眠 6 ~ 8 小时醒来后未进行任何活动时测得的体温。测量方法简单，但要求很严格。测量体温时，必须使用体温计，一般来说，体温计有口表、腋温表和肛表三种，具体测量方法如下。

口腔内测量法

口腔测温，这种方法较为准确、迅速、方便。测温前，应先将体温表用体积分数为 75%的酒精消毒，再将表内的水银柱甩至 35℃以下，然后将口表水银端斜置于病人舌下，叮嘱病人闭口（勿用牙咬），用鼻呼吸，3 分钟后取出，擦净后观察水平线位置的水银柱所在刻度。一般成人正常口腔体温在 36.2 ~ 37.2℃，小儿可高 0.5℃。

腋下测量法

腋下测温，是临床最常见的一种测量体温的方法，这种方法比较安全、方便，特别适合儿童、老人及病情较重的病人。测量时先将体温计水银甩至 35℃以下，解开衣纽，擦干腋下，然后将水银端放于腑窝中央略前的部位，夹紧体温计，另一只手也可握住测量侧的手肘部以帮助固定。腋下测温需 10 分钟，取出看清楚度数并做好记录。正常人腋下体温为 36 ~ 37℃。如果是 3 岁以内或智力较差的小儿均需专人在一旁看护，并协助用手扶托住体温表。

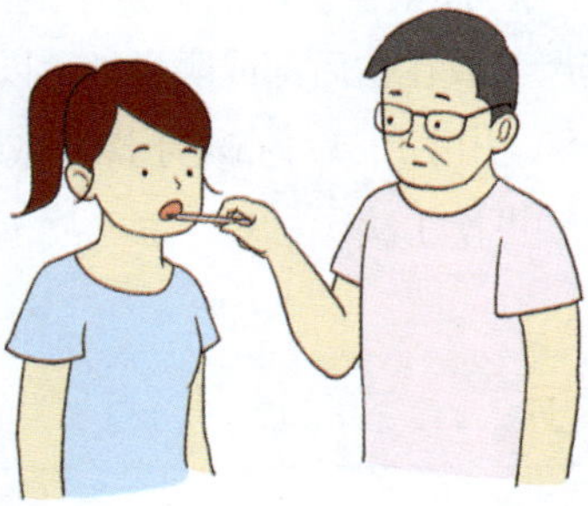

肛门内测量法

肛表用于测量肛门体温。测量时，首先用液体石蜡或油脂滑润肛表含水银一端，再慢慢将表的水银端插入肛门 3.0 ~ 4.5 厘米，家长用手捏住肛表的上端，防止滑脱或折断，3 ~ 5 分钟后取出，用纱布或软手纸将表擦净，并阅读度数。肛门体温的正常范围一般为 36.8 ~ 37.8℃。体温计用完之后，最好用体积分数为 75%的酒精消毒。

怎样进行冷敷?

冰的作用是减少通往伤处的血流，使受伤部位的内出血和肿胀情况得到控制。冷敷能够促使局部血管收缩，控制小血管的出血；可使神经末梢的敏感性降低而减轻张力较大肿块的疼痛，达到消肿止痛的功效；防止炎症和化脓扩散；可将体内的热传导发散；增加散热，降低体温。高热病人，敷于头额、颈后可降低体温、改善不适感。

冷敷的方法

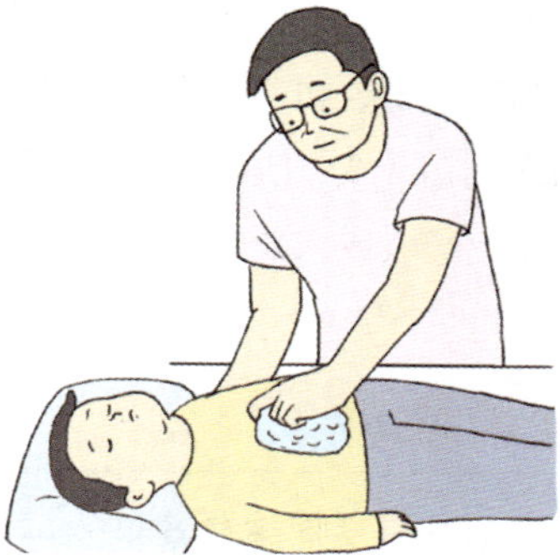

冷敷具有减慢血液循环、减轻疼痛、减轻局部组织充血或出血等作用。常用于高热、中暑、牙痛、扁桃体摘除手术后、鼻出血、乳房充盈和局部软组织损伤早期等患者。主要包括冰袋冷敷、冷湿敷两种。

冰袋冷敷法：是将冰块打碎，用水冲掉碎冰块棱角，装入橡皮袋或塑料袋至1/2容积，驱出空气，拧紧盖。然后，敷于病人病灶处。冰袋严禁放在枕后部或阴囊处，以免造成冻伤。

冷湿敷法：用毛巾或纱布浸于冷水或冰水中，取出拧半干（以不滴水为止）敷于所需处。每3～5分钟更换1次。

注意事项

- ☐ 施扁桃体摘除术后、鼻出血、早期局部软组织损伤、高热病人、中暑者、牙痛及脑外伤病人可使用冷敷。
- ☐ 冷敷时要了解病人的感觉，如果患处皮肤感到不适或疼痛，应停止冷敷。
- ☐ 冷敷时，要注意观察局部皮肤，出现发紫、麻木时要立即停用。
- ☐ 冷敷时间不宜过长，一般以20分钟为好，以免影响血液循环。老、幼、衰、弱病人，不宜做全身冷敷。
- ☐ 如果使用冷巾、冷袋，4～6分钟更换1次。
- ☐ 一般冷敷不要在肢体的末端进行，以免引起循环障碍，而发生组织缺血缺氧。
- ☐ 对伤口处或手术后创伤处及眼部冷敷时，冷敷用具一定要严格消毒，以防引起交叉感染。

怎样进行热敷?

冬天生冻疮是因血液循环不好造成的，多摩擦手、用温热水泡手脚、用热毛巾对脸及耳朵进行热敷可以防止冻疮发生。热敷可以促进局部组织血液循环，提高机体抵抗力和修复能力，促使炎症消散，减轻局部肿痛；还能使局部肌肉松弛，皮肤血管扩张，减轻深部组织的充血和肌肉痉挛。

热敷的方法

热敷可分为干热敷、湿热敷两种。干热敷比较方便，湿热敷穿透力强并具有消炎作用。

- **干热敷法：**将水温为 60 ~ 70℃的热水灌入热水袋 2/3 左右处，慢慢将热水袋的空气排出，拧紧盖子，倒提水袋检查是否漏水，然后将热水袋表面擦干，使用前放在手臂内侧测试，应以不烫为宜，用毛巾包裹好，放在病人需要热敷的部位。为小儿、老年人或瘫痪、水肿、循环不良及昏迷的病人使用热水袋时，水温应略低些，以 50℃左右为宜。

- **湿热敷法：**先在需要热敷的局部皮肤上涂少量油，盖上一层薄布，然后将小毛巾或旧布折成块，放在热水中浸湿，拧干后敷在患处，上面再加盖干毛巾以保持热度。敷布温度以病人不觉得烫为原则，3 ~ 5 分钟更换一次，敷 20 ~ 30 分钟。也可在敷布上放热水袋保持温度。眼鼻部疖肿可以用热水杯蒸汽熏敷，效果不错。方法是：将大口水杯灌入半杯开水，病人在距水杯 5 ~ 10 厘米处，将眼或鼻对准杯口，以能够耐受为度。或者用大毛巾将整个头部与水杯一起蒙住，熏蒸 20 分钟即可。

注意事项

- □ 热敷适用于初起的疖肿、痛经，风寒引起的腹痛、腰腿痛等。
- □ 冬季对老幼体弱之人、末梢循环不良的病人和危重病人进行热敷，可改善血液循环，使病人温暖舒适，能起到防病保健的效果。

怎样测量呼吸次数?

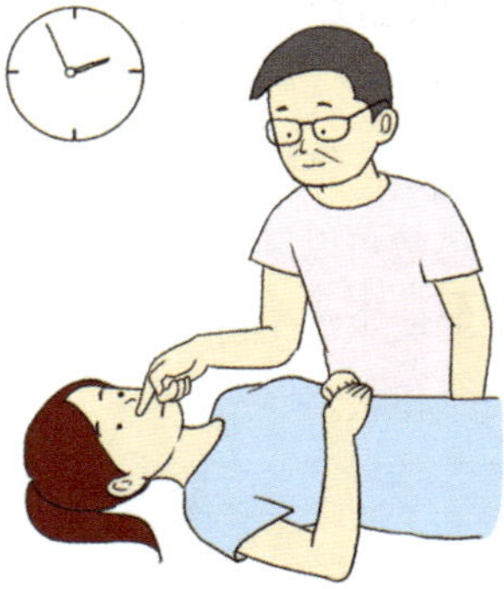

呼吸是人体内外环境之间进行气体交换的必要过程，人体通过呼吸吸进氧气，呼出二氧化碳，从而维持正常的生理功能和生命活动。正确测量病人的呼吸次数，是了解其身体状况的常用指标，在家庭急救中非常重要。

了解呼吸

正常人的呼吸不仅有规律而且均匀，成年人每分钟呼吸 16 ～ 20 次，运动或情绪激动可以使呼吸暂时增快，呼吸与脉搏的比例是 1 ∶ 4。小孩呼吸比成人快，小孩每分钟可达 30 次左右，而新生儿的呼吸频率每分钟可达到 44 次。

此外，呼吸运动主要由脑干部位的呼吸中枢来控制，但是大部分的呼吸动作仍可以随意去控制。

一次呼吸动作的完成包括吸气及呼气，一般用直接观察胸部的起伏来观察呼吸动作。测呼吸速率时需要测足 60 秒。

测量呼吸次数的方法

呼吸的快慢和精神是否紧张有很大的关系，所以在测量呼吸前，应该让病人安静，避免和病人谈话，使病人呼吸自然。

- □ 测呼吸时不仅要数每分钟呼吸的次数，还要观察呼吸快慢是否一致，深浅是否均匀，有无呼吸困难的表现。正常呼吸是均匀、平衡、有规律的，吸气略长于呼气。新生儿呼吸可发生快慢、深浅不匀的情况，这也不一定是有病的表现。
- □ 对危重病人，可将棉絮放在鼻孔前，棉絮飘动次数就是他的呼吸数。
- □ 各个年龄段儿童呼吸次数也不一样，年龄越小呼吸次数越多。正常儿童每分钟呼吸的次数是：新生儿为 35 ～ 45 次，2 ～ 4 岁为 25 ～ 30 次，5 ～ 10 岁为 20 ～ 25 次，11 ～ 14 岁为 18 ～ 20 次。高热、肺部有病、心脏病、贫血时呼吸加快；某些药物中毒、脑部有病时呼吸变慢。呼吸过快或过慢，深浅不匀，快慢不一致，都是病情加重的表现。

怎样用酒精擦浴？

酒精擦浴是一种简易而有效的降温方法。因为酒精是一种挥发性的液体，酒精在皮肤上迅速蒸发时，能够吸收和带走人体大量的热量。如果家里没有酒精，也可以用普通白酒代替，但一定要注意根据白酒度数，进行适当稀释。比如65° 二锅头的酒精含量是非常高的，它的稀释方法和酒精差不多。稀释好后，用小毛巾或纱布蘸溶液擦浴。

用酒精擦浴的方法

1 用一块小纱布蘸浸酒精，置于擦浴的部位，先用手指拖擦，然后用掌部做离心式环状滚动，边滚动边按摩，使皮肤毛细血管先收缩后扩张，在促进血液循环的同时，使机体的代谢功能也相应加强，并借酒精的挥发作用带走体表的热量而使体温降低。

2 使用酒精擦浴时要注意酒精的体积分数，一般以30%～50%的为宜。通常是先从病人的颈部开始，自上而下地沿着上臂外侧擦至手背。然后经过腋窝沿上臂内侧擦至手心。上肢擦完后，自颈部向下擦拭后背，擦浴的同时用另一只手轻轻按摩拍打后背，以促进血液循环。

3 可以自髂部开始擦拭下肢，方法与擦拭上肢相同。每个部位擦拭3分钟左右。擦拭腋下、肘部、掌心、腹股沟、腘窝、足心等部位时停留时间应稍长些，以提高散热效果。再以同样方法擦另一侧。最后帮助病人擦背部和四肢。

4 擦浴后用毛巾擦干皮肤。

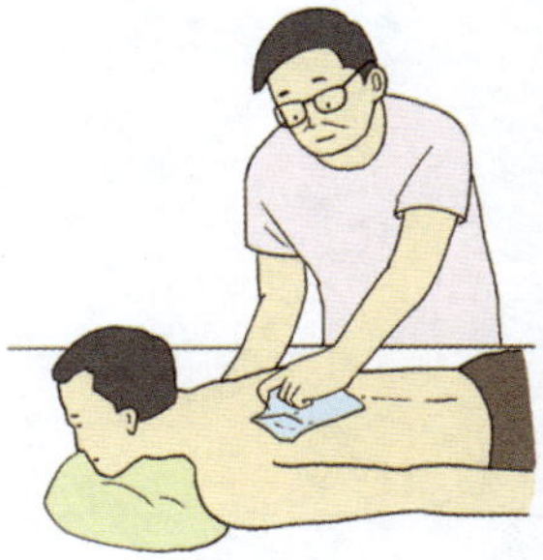

注意事项

- □ 高热寒战或伴出汗的病人，不宜用酒精擦浴。因寒战时皮肤和毛细血管处于收缩状态，散热少，如再用酒精刺激，会使血管更加收缩，皮肤血流量减少，从而妨碍体内热量的散发。
- □ 高热无寒战又无汗的病人，采用酒精擦浴降温，能起到一定的效果。但应注意避免受凉及并发肺炎。
- □ 胸部、腹部及后颈部对刺激敏感，可引起反射性心率减慢和腹泻等不良反应，不宜做酒精擦浴。另外，婴儿和体质虚弱的小儿也不宜使用酒精擦浴法降温。

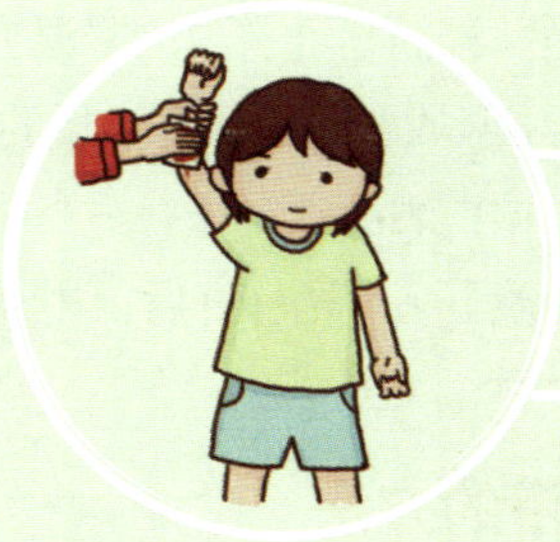

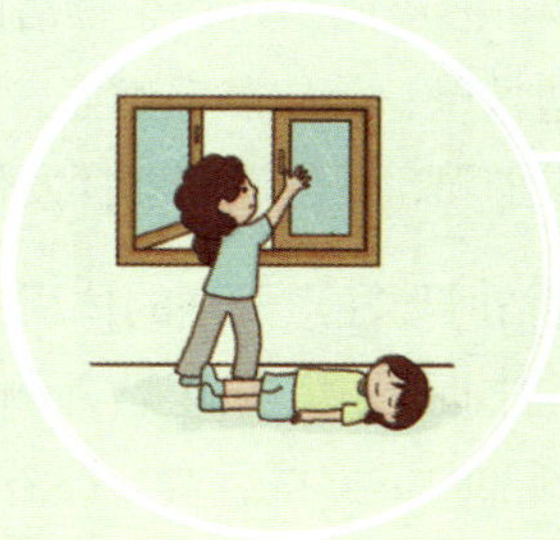

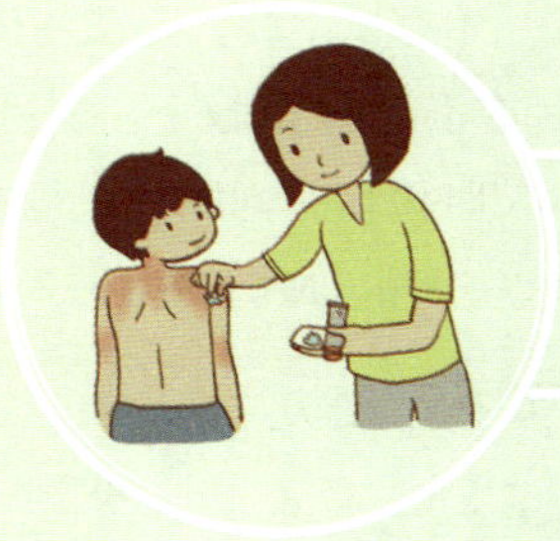

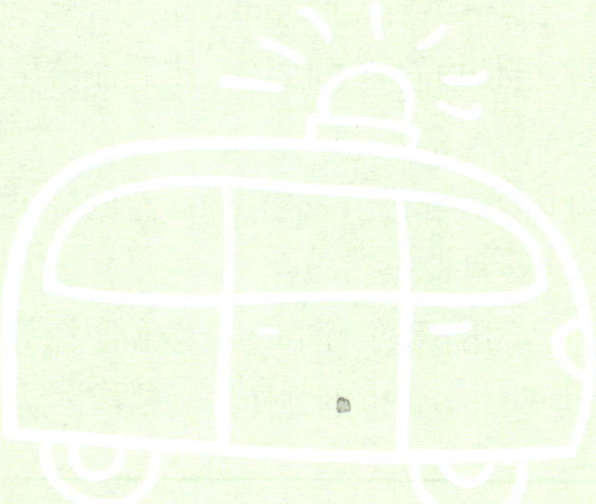

Part 3

儿童
意外伤害的急救

儿童的健康成长是每个为人父母的最大心愿，但事实往往不尽如人意，儿童的意外伤害有时不可避免地就发生了。一般的擦伤，轻微割伤、烫伤等可能对儿童的健康影响不大，父母稍作处理即可。但一旦他们遭受较严重的意外伤害后，父母又该如何处理呢？本章介绍了一系列的儿童意外伤害急救方法，供家长学习并参考使用！

溺水

如果婴幼儿滑进游泳池、小池塘、浴盆里，他们很快会被淹溺。如果婴儿朝前摔倒，即使只有 2.5 厘米深的水，也足以淹没他的口鼻，引起溺水。

【急救方法】

1 将溺水孩子从水中抱出来。抱他时，头部低于胸部，以减少呛水的危险。

2 判断他的病情，如已有呼吸时，脱掉孩子身上所有的湿衣服，将他摆成恢复体位，并给他盖上干的毛巾或毯子。

3 如呼吸很弱或无呼吸，应给他进行心肺复苏术。同时叫人拨打“120”，送孩子去医院。

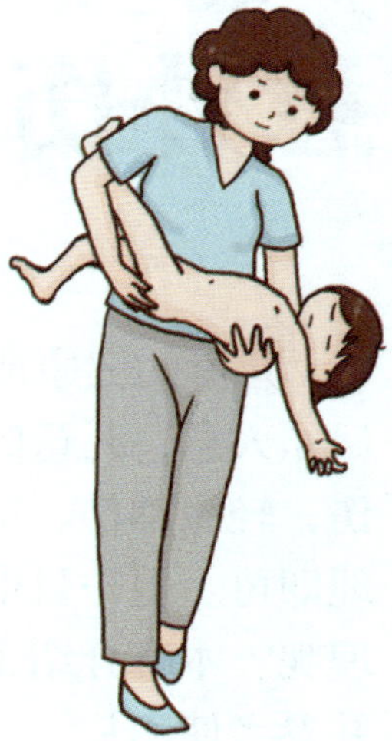

注意事项

- 幼儿也许在水中极力挣扎，尤其是波浪汹涌或是水很冷时，应迅速将其救出。
- 尽量在岸边用手或棍子够幼儿，当他被救上岸后，尽可能快地擦干他的身体，使他暖和起来。
- 当水被吸进肺内时，低温会减弱人工呼吸的效果，所以，你必须坚持不停地、缓慢地做人工呼吸，使胸部得到扩张。

触电

当孩子玩弄电线或电源插孔，或者用湿的手接触电器时，就有被电流击伤的危险。如果电流击中孩子的身体，会造成呼吸停止，甚至心脏停搏。电流进入和导出身体的部位还会被烧伤。

【急救方法】

1 首先切断电流，如果电流无法切断，就要站在干燥的绝缘物上，如电话号码簿，或木头盒子上。再用一个带木柄扫帚或木头椅子将孩子的肢体与电线分开。

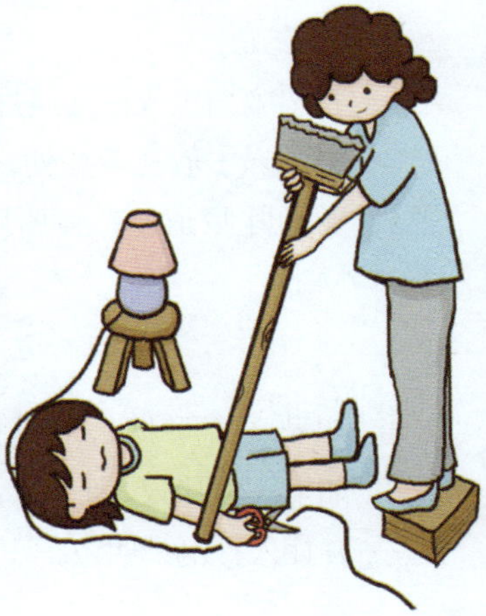

2 用一条干毛巾圈住孩子的双脚，将他拖离电源。如果孩子看上去没有受伤，就先让他休息，并观察他的情况。

3 如果孩子神志不清，判断他的病情，将烧伤的部位用冰水冷敷，准备施行心肺复苏术，并打电话叫救护车。

注意事项

- 触到高压电时，如果接触的是火线并高于头部，往往是致命的。幼儿会被严重烧伤，并且身体会被击出几米远。此时千万不能靠近受伤的孩子，除非权威部门告诉你电源已被切断，否则，你自己也会陷入高压电弧和电击的危险之中。

勒颈窒息

调皮贪玩的小孩有时在绳子、藤条比较多的地方，会因乱跑而导致颈部被勒住。如果勒住的小孩再乱动就可能会导致窒息的发生。

【急救方法】

1 立刻取下勒在孩子颈上的系带。

2 将两个指头放在其颌骨处，抬高下颌；另一只手放在前额处，使头向后仰，畅通呼吸道，并倾听呼吸音10秒钟以上。

3 如果孩子有呼吸，将其摆成恢复体位；如果没有呼吸，准备实施心肺复苏术，并让人打电话叫救护车。

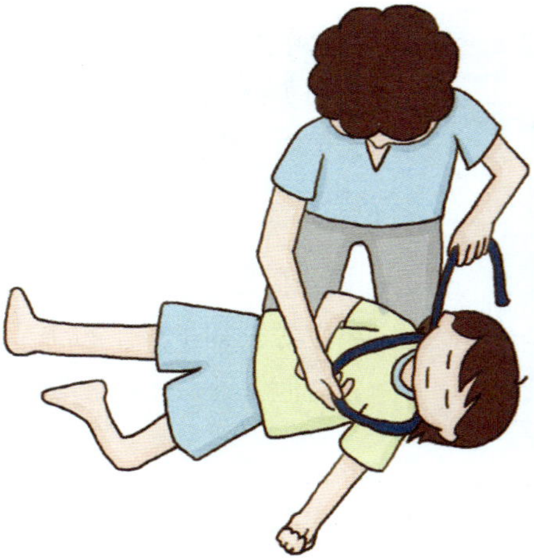

注意事项

- 如果孩子是被吊起来的，解开绳子或带子的同时要托起他的身体。
- 等待救护车的同时，继续检查呼吸与脉搏。

鱼刺卡喉

吃鱼时，不慎将鱼刺卡在喉咙里，也会引起很多麻烦，如果引起炎症，说不定要长期求医。

【急救方法】

1 将孩子抱到光线亮的地方，让宝宝尽量张开嘴，或者拿手电筒照到宝宝的喉咙部位，仔细观察鱼刺卡在哪个部位。

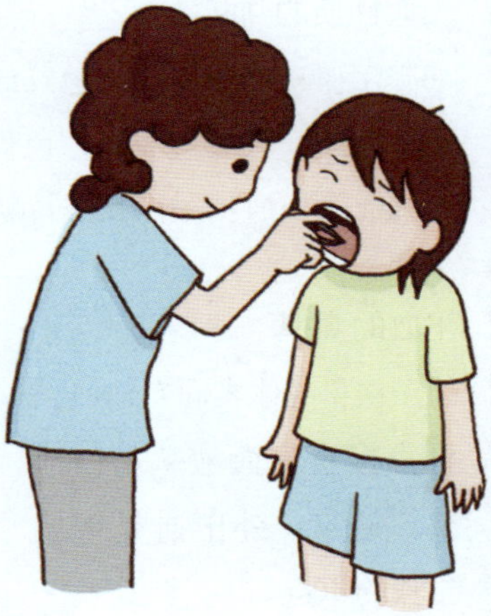

2 如果鱼刺的位置能够触碰到，家长们可以先用酒精棉擦拭小镊子，然后伸到宝宝的喉咙部位夹出鱼刺。

注意事项

- 不宜采取让孩子吞咽饭团和喝醋的处理方式，这会让取刺难度增加。
- 如果根本看不到鱼刺在宝宝喉咙的哪个部位，但是宝宝出现喉咙吞咽困难疼痛，或者看到鱼刺但是夹不出的情况，这个时候就要立马带宝宝去医院让医生帮忙取出鱼刺。

意外出血

宝宝不管如何看护都无法避免受到一些意外，而这些意外伤害导致的最直接结果就是宝宝流血。这时候妈妈们不要过于惊慌失措，给宝宝提供正确的急救措施才是当务之急。

【病情判断】

1 出血性质的判断

动脉出血：呈喷射状，色鲜红，危险性大，多经急救可止血。

静脉出血：较缓慢流出，色暗红，危险性较动脉出血小，多不能自愈。

毛细血管出血：呈点状或片状渗出，色鲜红，可自行凝固止血，危险性小。

2 出血的类型

外出血：身体表面有伤口，可直接看见血液从伤口流出。通常，外出血是现场急救的重点。

内出血：身体表面没有伤口，血液由破裂的血管流向组织间隙，形成瘀血或血肿，流向体腔或管腔，形成积血。

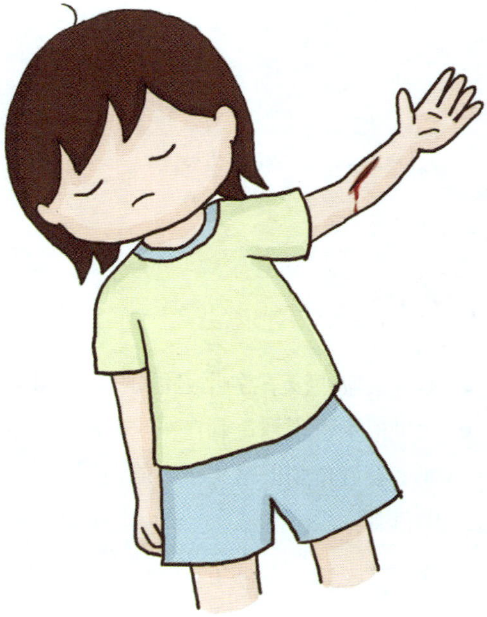

【急救方法】

1

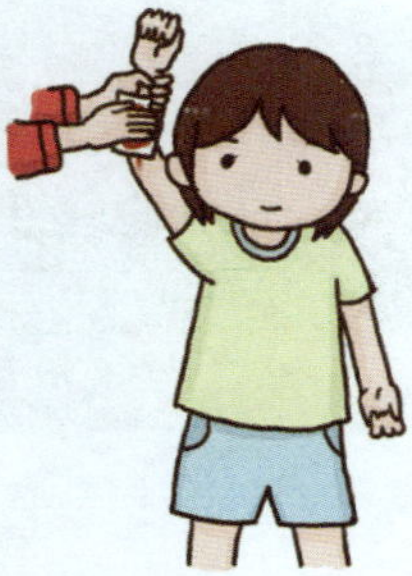

用干净的棉垫、手绢或你的手掌直接压在伤口上，阻止流血。并将受伤的肢体举起，至高于心脏的位置。

2

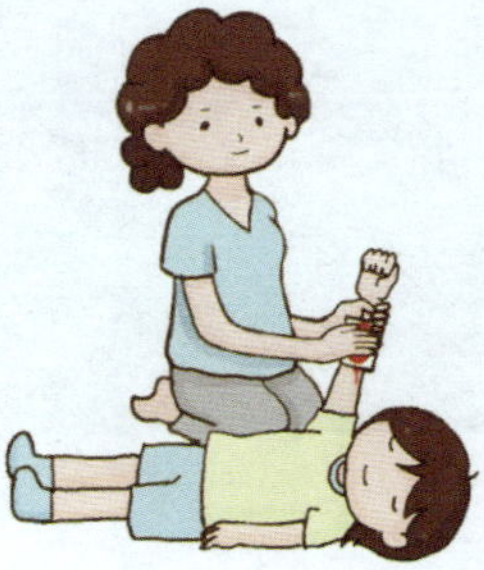

让孩子躺下，使头部放低（可用一个薄垫子放在他的头部枕后，使他感到舒适），使受伤的部位高于心脏水平位置。压住伤口 10 分钟以上。

3

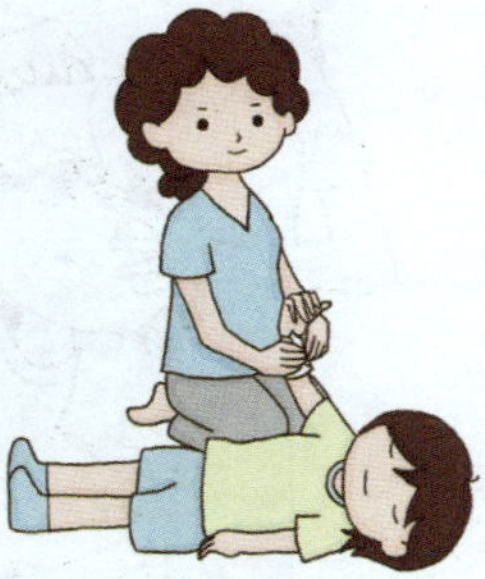

用无菌敷料盖住伤口，敷料要大于伤口。再用绷带将伤口包扎好。仍然保持伤口位置高于心脏水平位置。

4

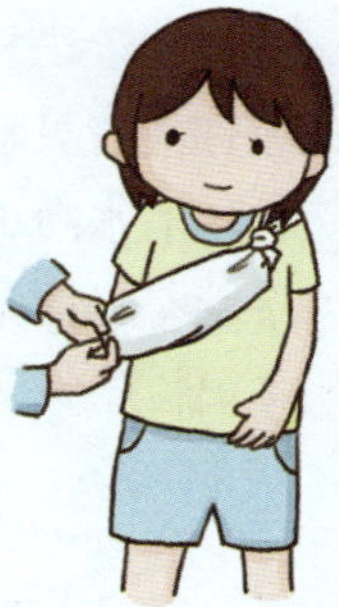

当出血被控制后，用斜角吊带（见 P117）支撑受伤部位，并将孩子送到医院。

注意事项

- 绷带必须包扎好，但不要过紧，否则，会阻断血液供应。
- 如果血液浸透了绷带，再将另一块棉垫包扎在外面。

异物入眼

灰尖、砂粒、煤屑、碎玻璃、谷皮、飞虫及铅笔木屑等细小物体落入眼里都会造成眼睛不适，甚至伤害到眼睛。

【急救方法】

1 让孩子坐下，面朝灯光，分开上、下眼睑。要求他分别向右、向左、向上、向下看。最后检查整个眼球。

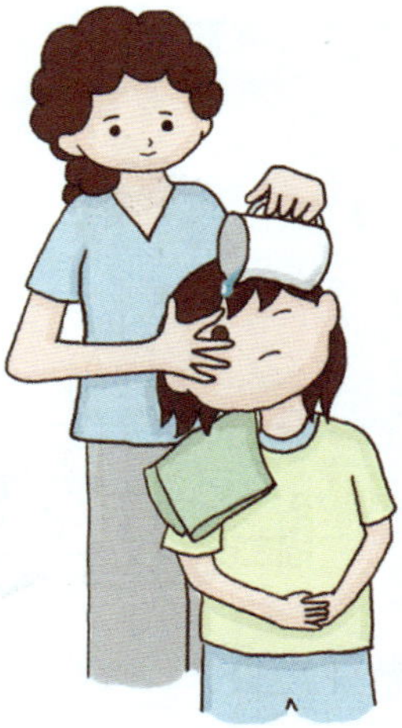

2 如果你能看见眼内异物，要孩子仰起头，用清水向患眼的内角倾斜，使水冲洗整个眼球，或者用一个湿棉球或湿手绢将异物沾出来。

3 如果异物是在眼睑下面，捏起孩子上眼皮盖在下眼皮上。

注意事项

- 如果眼内异物取出后，仍然发红或肿痛，需送孩子去医院。
- 不能取出的异物，用消毒纱布盖住眼睛，并安慰他，然后送孩子去医院。

异物入耳

如果孩子在家里发生异物进入耳道，将其取出要使用正确方法，外耳道的尽头只是一层很薄的鼓膜，稍不小心便会将其弄破，引起感染。

【急救方法】

1 安慰孩子，并询问他塞进去的是什么，不要试图取出异物，即使你能看见。接着送孩子去医院。

2 如果一只昆虫飞进或爬进耳内，孩子一定会受到惊吓。让孩子坐下，扶住他的头，患耳朝上，慢慢地向耳内倒温水，昆虫就会浮起来。如果昆虫仍无法出来，送孩子去医院。

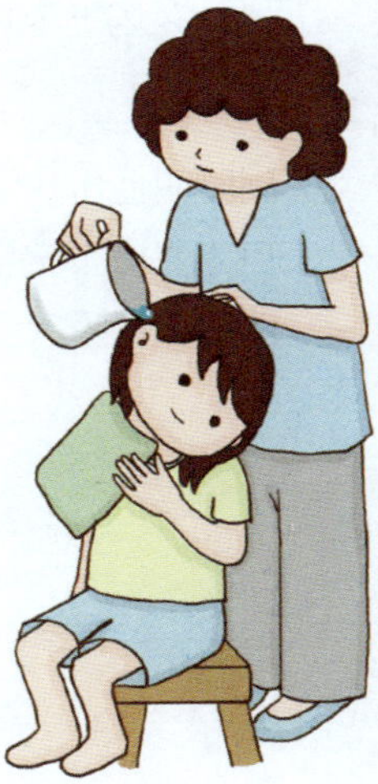

注意事项

- 不宜用尖锐的物体挖掏耳内异物，以免造成耳内黏膜和鼓膜的损伤。
- 原有鼓膜穿孔的孩子，不宜用冲洗法。

异物入鼻

孩子常无意中将异物如豆类、纽扣、珠子、蜡笔、海绵等塞入鼻腔中。当小儿有异物入鼻时，家长该如何处理？

【急救方法】

1 异物刚进入鼻腔时，大多停留在鼻腔口，安抚宝宝，告诉他用口呼吸。

2 同时叫他压住健侧鼻孔，用力擤鼻涕。但 3 岁以下宝宝不宜采用，否则有可能将异物吸入。

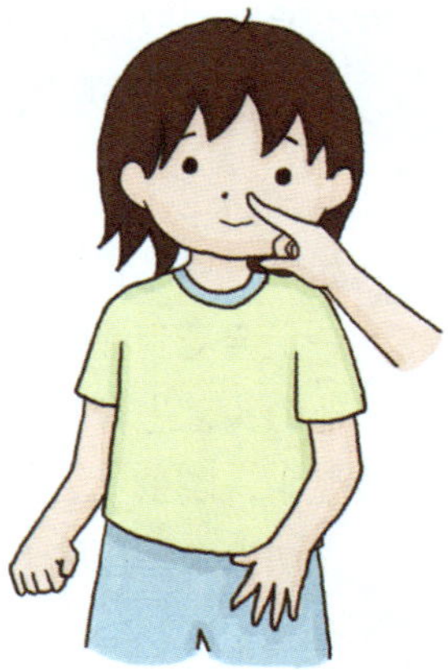

注意事项

- 鼻腔异物擤不出或已经进入鼻腔深处，切不可用镊子去夹，以免越来越深，应立即送医院处理。
- 光滑的球形异物不可自行处理，以免将其推向深处，甚至掉入气管而造成严重后果。

吞入异物

日常生活中，小孩误吞异物的事情常有发生。有的异物能在胃肠道内被消化掉或顺利地从粪便排出，有的则损害人体，甚至会造成生命危险。

【急救方法】

1 首先要弄清孩子吞下的异物是什么。

2 误吞香烟，要立即从嘴里把残留香烟掏出，而后要灌温开水或牛奶，并迅速催吐，然后去医院继续诊治。

3 误吞洗衣粉、化妆用水，要立即灌水或牛奶并催吐。

4 不慎将硬币、金属纽扣之类的金属物质误吞入消化道后，要多吞咽一些用猪油炒熟的海带丝，必要时去医院接受治疗。

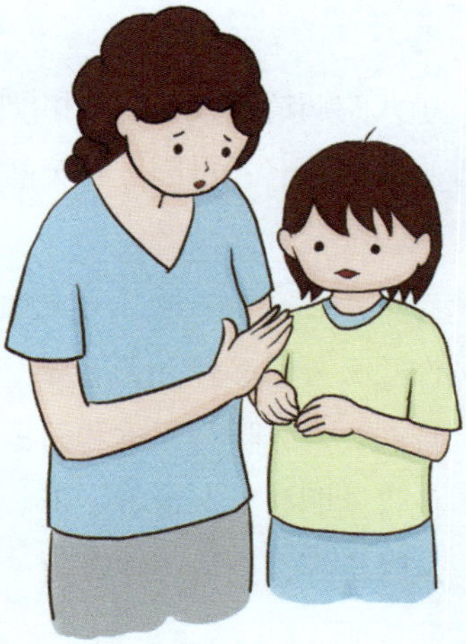

注意事项

- 如误吞的是汽油或消毒药品，由于能引起胃和食管溃烂，不能催吐，应用毛毯将病人保温，迅速去医院急救。
- 当误吞异物以后，无论有无症状出现，在近 2 ~ 3 天改食流质或半流质食物。

吸入异物

吸入异物是常见的凶险性意外事故，据统计，7岁以内儿童多见，尤其以刚学会走路到2岁间的小儿发病多，死亡率高。当小儿口中含物说话、哭笑和剧烈活动时，容易将口含物吸入气管内引起气管阻塞，导致窒息。

【病情判断】

1 常见吸入的异物有花生米、瓜子、枣核、小玩具、果冻、纽扣、硬币等。

2 小儿的病情视异物性质和梗阻程度而异，大多会有以下过程：

起病急骤者：可因异物突然经喉进入气管，呼吸道黏膜受刺激而出现剧烈呛咳、喉部喘鸣或喘吼。

异物卡在喉部：除上述喘吼性咳嗽外，多伴随声音嘶哑、失声，呼吸困难和面色青紫明显，严重者如不及时治疗，则可因呼吸道窒息而死亡。

异物继续下滑：上述症状可能减轻或消失，继而因异物在局部停留稍久，刺激局部，并堵塞支气管，分泌物不能排出，局部出现炎症，小儿又会出现咳嗽加剧，有时会伴发热、呼吸困难、咳脓痰或咯血等症状。

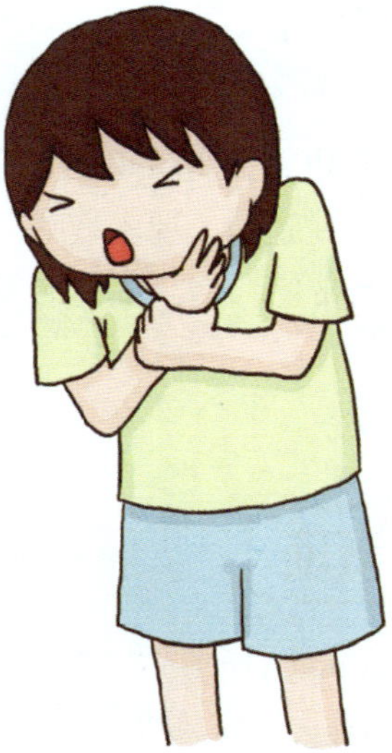

【急救方法】

1

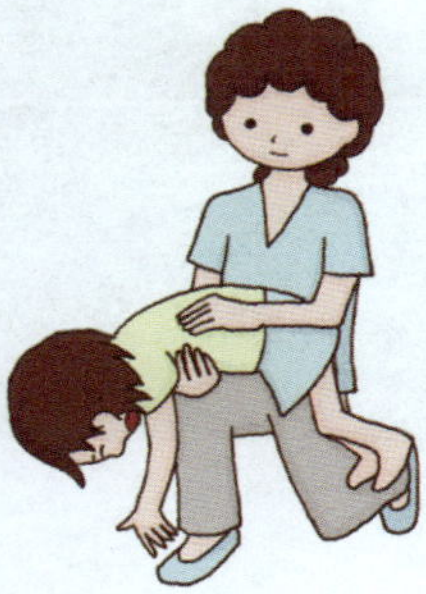

拍背法：让小儿趴在救护者膝盖上，头朝下，托其胸，拍其背部 4 下，使小儿咯出异物，也可将患儿倒提拍背。

2

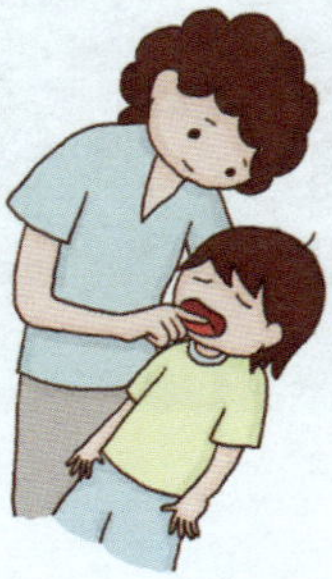

催吐法：用手指伸进口腔，刺激舌根催吐，适用于较靠近喉部的气管异物。

3

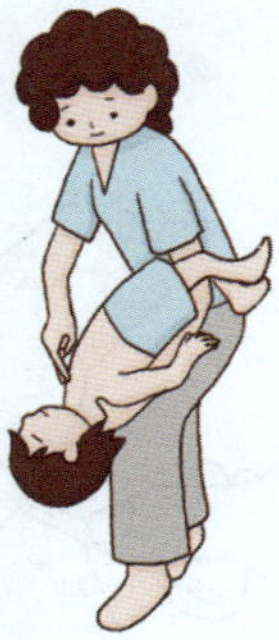

迫挤胃部法：救护者抱住患儿腰部，用双手食指、中指、无名指顶压其上腹部，用力向后上方挤压，压后放松，重复而有节奏地进行，以形成冲击气流，把异物冲出。

4

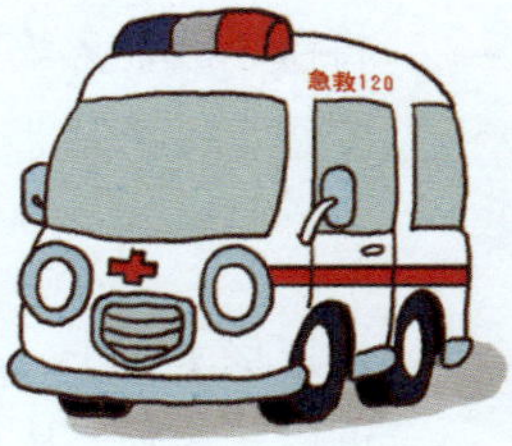

上述方法未奏效时，应分秒必争尽快送医院耳鼻喉科，在喉镜或气管镜下取出异物，切不可拖延。如呼吸停止则给予口对口人工呼吸。

注意事项

- 千万注意不要尝试盲目用手指挖取患儿嘴内的异物。
- 尝试一分钟仍无法取出异物时，应及时求救，并做人工呼吸。

扎进皮肤的刺

儿童在玩耍中，难免磕磕碰碰，有时可能会被刺状物扎进皮肤，如仙人掌刺、图钉、竹签等。这时家长该如何处理呢？

【急救方法】

1 用肥皂及温水清洗刺周围的皮肤。

2 将镊子放在火焰上烧，然后冷却。不要碰及镊子尖部或擦掉上面的烟灰。

3 托住孩子的手，用镊子尽可能夹住靠近皮肤的刺，从扎进的反方向拔出。

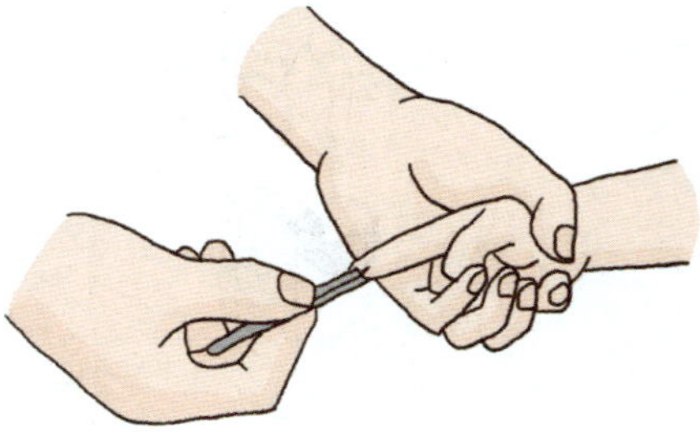

4 挤压伤口，使之出一点血，以便将污物带出。再将此处洗一遍，彻底拭干后，贴上创可贴。必要时送孩子去医院进一步救治。

注意事项

- 如果不能全部取出扎在肉中的刺而余下一部分时，应及早请医生取出余下的部分，以免发生感染。
- 被土壤中的尖锐物体扎伤，最容易引起破伤风，绝不可大意。

药物中毒

药物能治病，也能致病。如果吃错了药，或者将外用药当作口服药，都可能引起急性中毒。若能及时正确处理，往往可以得救。

【孩子保持清醒】

1 先打电话叫救护车。

2 平静地与孩子交谈，了解他什么时候吃了这种药丸，吃了多少。

3 检查药品里剩余药的量，保存好药瓶，并将所有情况告诉医生。

【孩子神志不清】

1 打电话叫救护车。打开口腔，用手指抠出可见的药片。

2 尽量了解他吃的是什么药，吃了多少。

3 畅通呼吸道，检查呼吸，准备实施心肺复苏术。

4 如果有呼吸，将其摆成恢复体位。陪着他，等待救援人员到达。

注意事项

- 儿童中毒不论严重程度，均应呼叫救护车或送往医院救治，同时立即进行现场急救。
- 送孩子去医院时，务必将剩余的有毒物质或药瓶带上，以便医生及时对症采取解毒措施。

煤气中毒

煤气中毒即一氧化碳中毒。凡是有明火燃烧的场所，如果密闭或通风极差，可因燃烧不完全而使空气中一氧化碳浓度大幅度增加，人吸入后短时间内就会发生急性一氧化碳中毒。

【病情判断】

1 煤气中毒按严重程度可分为轻、中、重三度：

轻度：中毒时间短，血液中碳氧血红蛋白为 10% ~ 20%。表现为中毒的早期症状，头痛眩晕、心悸、恶心、呕吐、四肢无力，甚至出现短暂的昏厥，一般神志尚清醒，吸入新鲜空气，脱离中毒环境后，症状迅速消失，一般不留后遗症。

中度：中毒时间稍长，血液中碳氧血红蛋白占 30% ~ 40%，在轻度症状的基础上，可出现虚脱或昏迷。皮肤和黏膜呈现煤气中毒特有的樱桃红色。如抢救及时，可迅速清醒，数天内完全恢复，一般无后遗症状。

重度：发现时间过晚，吸入煤气过多，或在短时间内吸入高浓度的一氧化碳，血液碳氧血红蛋白浓度常在 50% 以上，病儿呈现深度昏迷，各种反射消失，大小便失禁，四肢厥冷，血压下降，呼吸急促，会很快死亡。一般昏迷时间越长，预后越严重，常留有痴呆、记忆力和理解力减退、肢体瘫痪等后遗症。

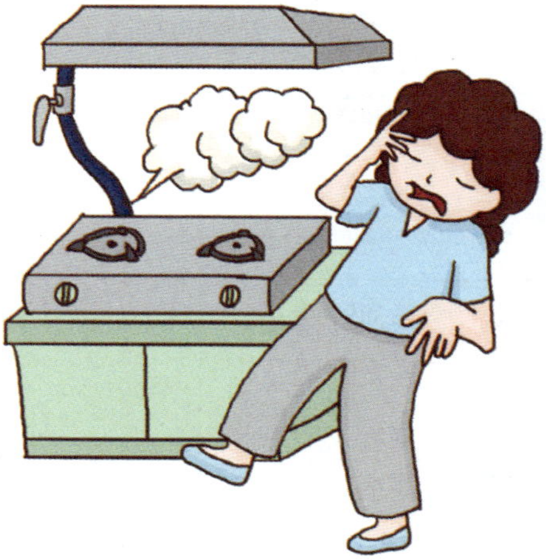

【急救方法】

1 立即打开门窗，将患儿移到通风良好、空气新鲜的地方，注意保暖。

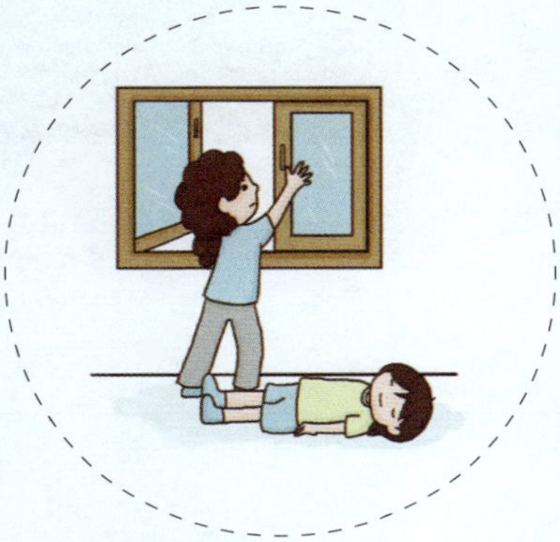

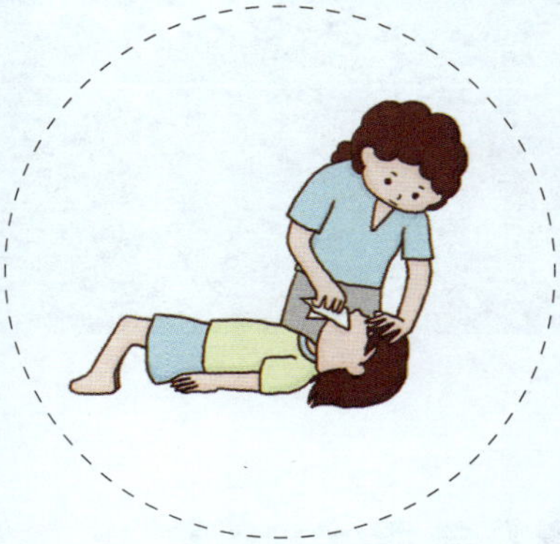

2 松解衣扣，保持呼吸道通畅，清除口鼻分泌物。

3 如发现呼吸骤停，应立即做口对口人工呼吸，并做心脏体外按摩。

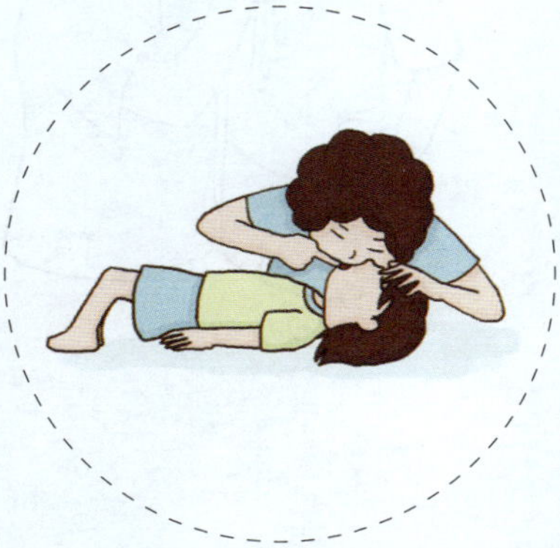

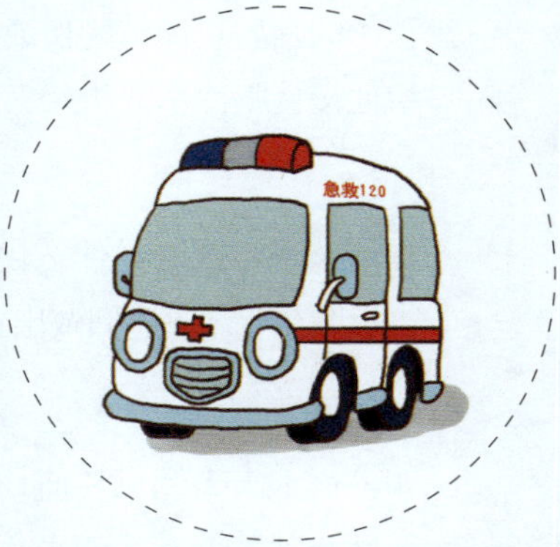

4 中、重度煤气中毒患者，应立即送医院做高压氧治疗，不仅可使病儿苏醒，还可使后遗症减少。

注意事项

- 冬天用火炉取暖要注意开窗；烧煤的厨房应有风扇，并充分通风换气。
- 睡前要仔细检查炉子和取暖炉是否关好，煤气总开关、煤气灶开关、热水器开关、取暖器开关是否关好。

误食化学制剂

家里的消毒剂、洗涤剂、染发剂等都含有各种有毒化学制剂，如果没注意被孩子误服会引起中毒。

【急救方法】

1 擦掉嘴边和脸上残余的化学制剂。打电话叫救护车。

2 孩子的嘴唇可能被灼伤或弄脏，所以，给他慢慢喝冷水或牛奶。

3 弄清孩子吞食的是什么化学制剂，并告诉医生，方便他们做出正确的治疗。

4 如果孩子失去知觉，估计其病情准备实施心肺复苏术。如果孩子有呼吸，将其摆放成恢复体位。

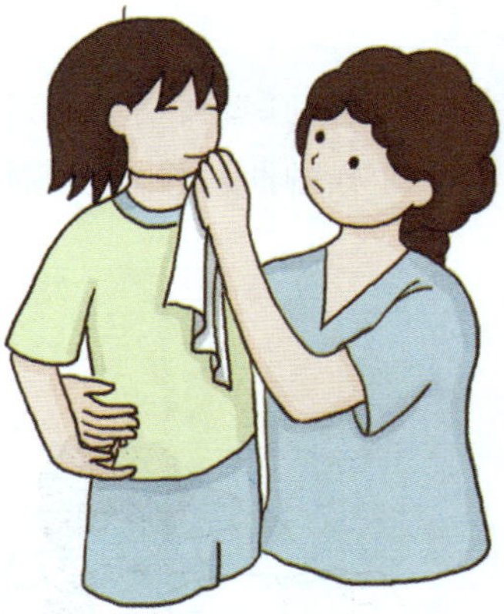

注意事项

- 家长要将家中的各种化学制剂收藏好，防止儿童拿到。
- 保留好装制剂的瓶子，以便医生核对。

切割伤

在日常生活中，切割伤是经常发生的事，如果处理不当，会导致合并感染、发生败血症等，也会给生命带来威胁。

【急救方法】

1 如果流血不止，先进行止血处理，用手指掐住近心端，每 10 ~ 20 分钟放松 1 次。

2 伤口用冷开水或生理盐水冲洗干净。

3 涂上 5% 酒精消毒。

4 用消毒纱布包扎伤口，切忌乱上药。

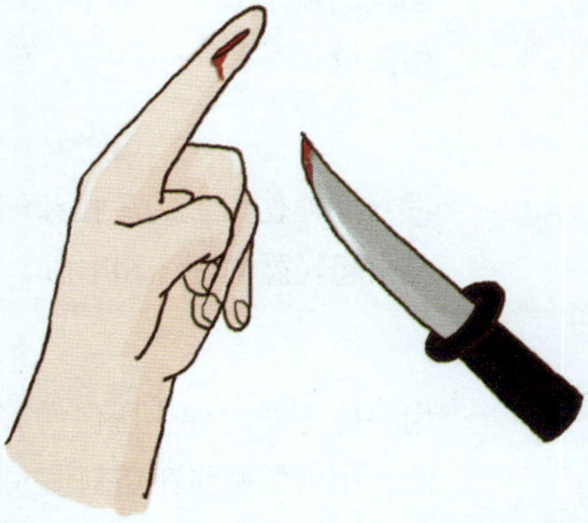

注意事项

- 有一种错误的做法是用卫生纸直接覆盖伤口，伤口出血使卫生纸融成纸浆，糊在伤口内，这样会给伤口的清理带来困难。
- 有些低劣卫生纸，很不卫生，存在大量的致病细菌，很容易引起感染。

擦伤

成长过程中，孩子的好奇心和探索欲望很容易导致擦伤。多数情况下很少需要治疗，只需要清洁伤口并提供充分的安慰即可。

【急救方法】

1 让孩子缓缓坐下，用一块棉垫或是很柔软的刷子蘸上肥皂水，轻轻擦洗受伤部位。

2 试着擦掉伤口上的污物和细砂粒。这会引起轻微的潮红和出血。

3 用一块干净的棉垫压住伤口，阻止出血，用创可贴包在切割伤或擦伤处。

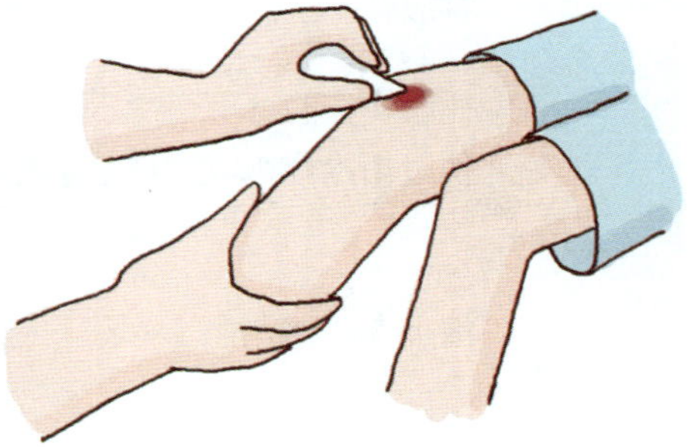

注意事项

- 创可贴的敷料垫要足够大，能覆盖伤口及其周围部位。
- 千万不要用棉毛或有絮边的布料盖住伤口。因为它们会粘在伤口上，延缓伤口愈合。

电烧伤

触电、雷击均可引起电烧伤。皮肤角质电阻高，触电时产热而造成出、入口的电烧伤。电击伤轻者仅有一过性神志丧失、头晕、恶心、心悸、耳鸣、乏力等，不留后遗症；重者可发生电休克或呼吸、心跳骤停。

【急救方法】

1 切断电源前不要直接走近孩子，打电话叫救护车。

2 托起烧伤的部位在冷水中冲洗、冷却，至少 10 分钟。

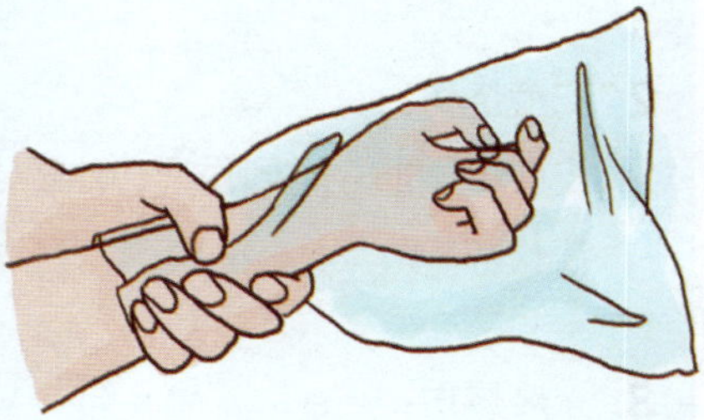

3 用干净的、无絮边布或塑料袋包住创面，用手或胶布固定。

4 如果孩子失去知觉，判断其病情，准备实施心肺复苏术；如果有呼吸，将其摆成恢复体位。

注意事项

- 由于电流穿过皮肤后，迅速沿体液及血管运动（血液含电解质，易于导电），使邻近组织和血管壁损伤，发生变性及血栓形成。伤后一周左右开始出现进行性组织坏死，伤口扩大加深，严重者往往有成群肌肉坏疽；或因血管破裂发生大出血。

一般烧伤

火灾、爆炸、泄电、辐射、化学物质等均会造成烧伤。除轻微烧伤外，其他烧伤都应立即就医。

【分类及症状】

1 一度烧伤：
表面烧伤，对下层皮肤没有造成任何伤害，类似于太阳光灼伤的症状。

2 二度烧伤：
皮肤上层部分受到伤害，伴随出现的有水疱等症状。水疱的周围一般出现一度烧伤的症状。

3 三度烧伤：
整个皮肤层完全被破坏，所伤处甚至深入到了皮肤内部。此外，通常还伴随有一度和二度烧伤的情况出现。

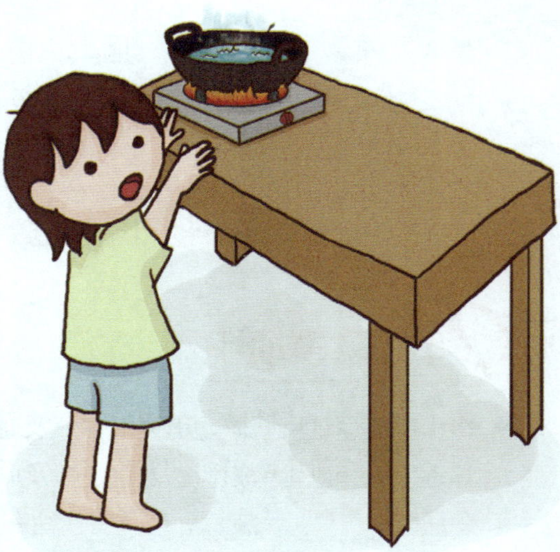

【急救方法】

1

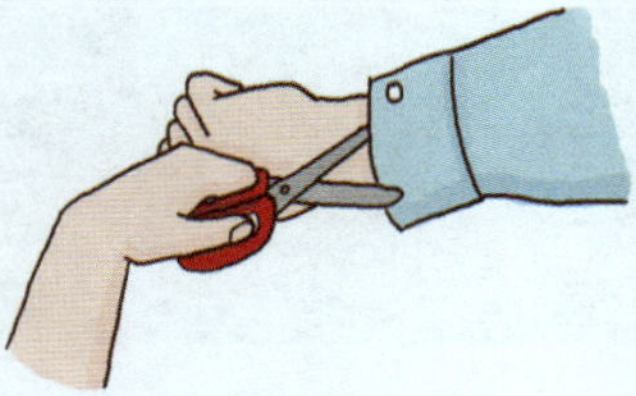

尽快除去孩子的衣物和饰物，但是不要去触碰那些因烧伤而粘在身体上的衣物。

2

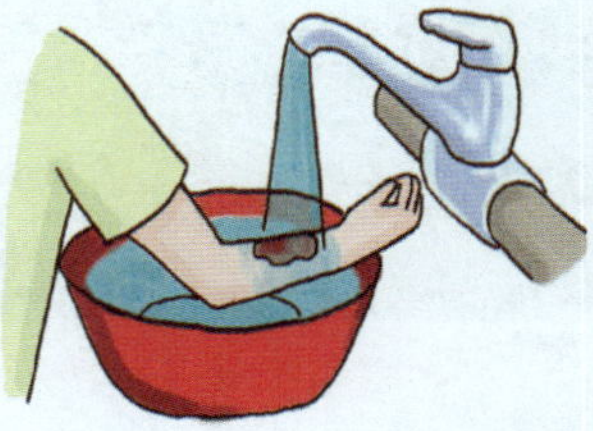

若烧伤处皮肤完整，应尽快让皮肤冷却下来，将伤处在冷水中浸浴或用冷水冲淋，至少持续 45 分钟。用消毒水清洁伤口，抹上抗生素软膏。

3

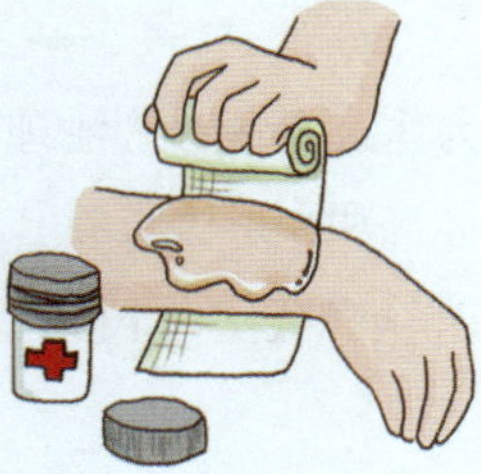

若皮肤已被烧坏，用干净的湿纱布均匀包扎伤处，以减少感染。

4

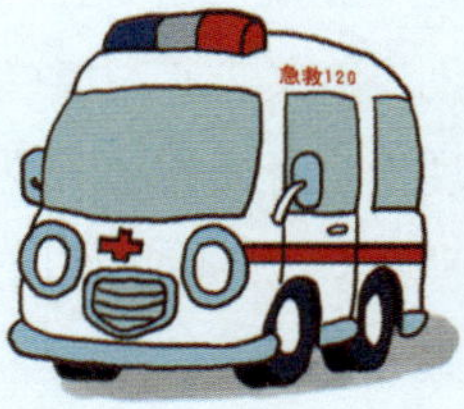

如果孩子疼痛难忍，可适当用些止痛药，打电话叫救护车或送孩子去医院救治。

注意事项

- 皮肤烧坏者，绝不要在烧伤处涂动物油脂或脂肪，因为这样做只会使伤口更容易感染。
- 如果伤者不省人事，但仍然有呼吸，应先把伤者安置成仰卧式，然后叫救护车。

水火烫伤

小儿烫伤主要由火焰、沸水、热油等物质引起。轻者烫伤部位留下了疤痕，重者危及生命。小儿肌体器官的发育尚不完全，即便受到轻微损害，也会引起痛苦。如果烫伤占全身表面的5%以上，就可以使身体发生重大损害。

【分类及症状】

1 轻度烧伤：面积较小，一般无全身表现，仅有局部皮肤潮红、肿胀，剧烈疼痛，或水疱。

2 重度烧伤：面积大，多因火毒炽盛，入于营血，甚至内攻脏腑而出现严重的全身症状。病程一般分为3期。

早期（休克期）：往往发生在烧伤后48小时内，主要为体液大量渗出和剧烈疼痛引起。表现为全身或局部出现反应性水肿，创面出现水疱、焦痂和大量体液渗出。

中期（感染期）：烧伤后热毒炽盛，体表大面积创面存在，全身抵抗力下降，火毒内陷（细菌入侵感染），内攻脏腑，症见壮热烦渴，寒战，躁动不安，口干唇燥，呼吸浅快，甚则神昏谵语，皮肤发斑，吐血衄血，四肢抽搐，纳呆，腹胀便秘，小便短赤。

后期（修复期）：邪退正虚，患者形体消瘦，神疲乏力，面白无华，纳谷不香，腹胀便溏，口渴心烦，低热，盗汗，口干少津。

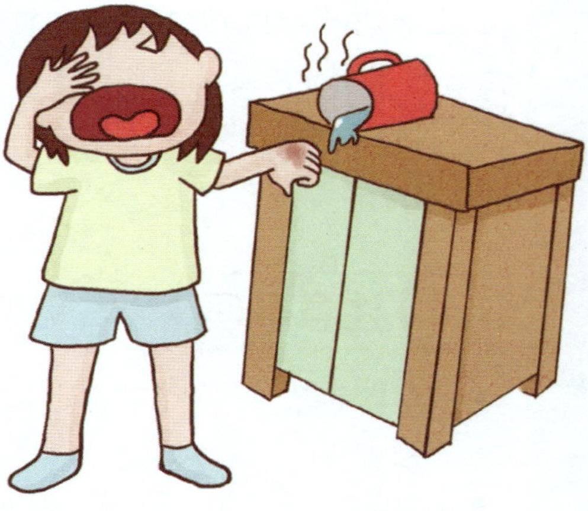

【急救方法】

1

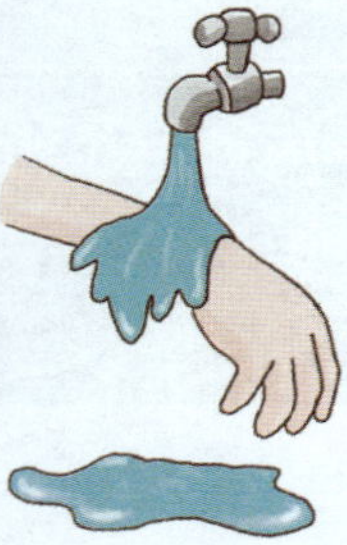

用冷水冲洗伤处，然后用一块干净、潮湿的敷料覆盖。

2

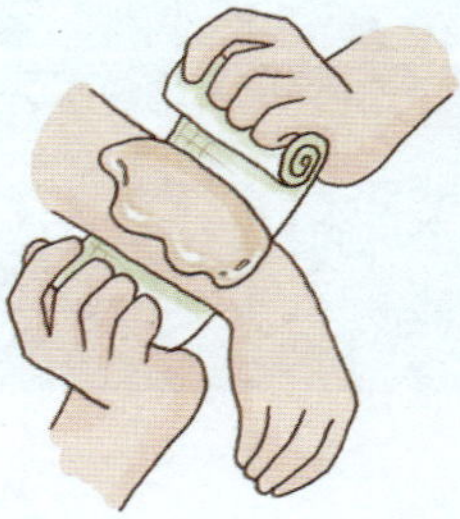

如果伤口发生肿胀时应去掉限制物，如手表、手镯等，将敷料轻轻固定并进行包扎，不要施压。

3

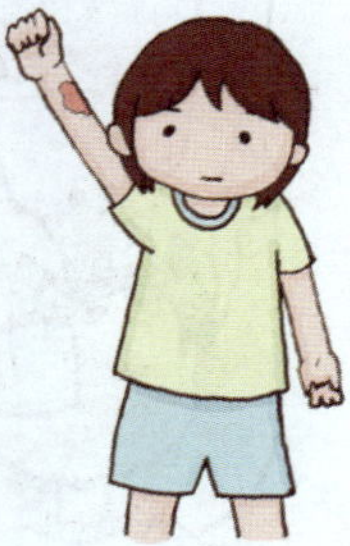

如果孩子手脚烫伤，可尽量保持其在高于心脏的位置，以减轻水肿。

4

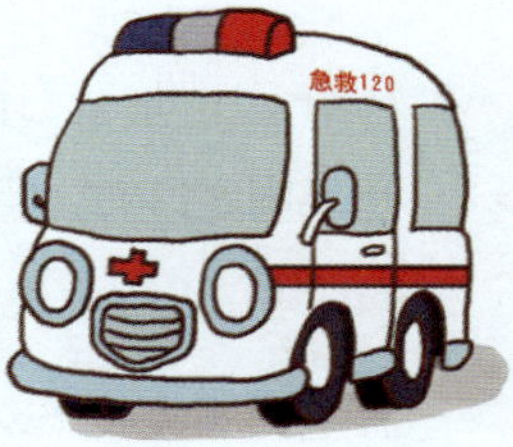

大面积烫伤，宜尽早送医院治疗。

注意事项

- 冲洗的冷水温度越低效果越好，但不能低于 -6℃。用冷水浸泡时间一般应持续半个小时以上。这样经及时散热可减轻疼痛或烫伤程度。
- 家庭护理中，如患儿发热，局部疼痛加剧、流脓，说明创面已感染发炎，应立即对症处理。

眼部外伤

由于眼球构造精细，功能复杂，外伤后容易引起视力减退，重者失明，甚至眼球摘除，造成伤残。及时正确地处理，可减轻眼组织损伤的程度。

【急救方法】

1 让孩子躺下，将他的头枕在你的腿上，保持眼球不转动。告诉他不要揉眼睛。

2 安慰孩子，并在其眼睛上盖上无菌敷料，用手固定纱布，直至医生到来。

3 打电话叫救护车，或者将孩子送去医院。

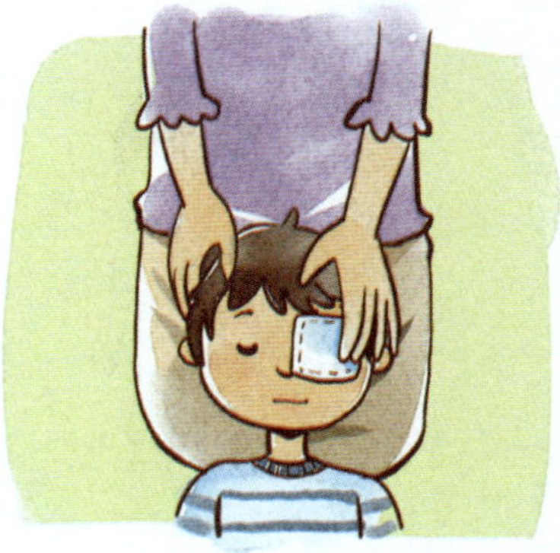

注意事项

- 注意休息，保持创面干燥，防止感染。每天换药，必要时服用抗生素，多吃高蛋白、高维生素 C 的食物，有利于创口愈合。
- 避免儿童玩耍尖锐危险的玩具和物品，禁止燃放烟花爆竹，加强雷管和废弃一次性注射器等危险物品的保管和处理。
- 不要让孩子观看电焊火花，不要在阳光较强的雪地上玩耍，一定要有家长和教师照看，防止自伤或误伤眼睛。

鼻腔出血

鼻腔出血可由鼻部疾病引起，也可由全身疾病所致。鼻出血多为单侧，少数情况下可出现双侧鼻出血；出血量多少不一，轻者仅为涕中带血，重者可引起失血性休克，反复鼻出血可导致贫血。

【急救方法】

1 让孩子坐下，头向前倾，要求他用口呼吸，捏住他的鼻翼约 10 分钟。

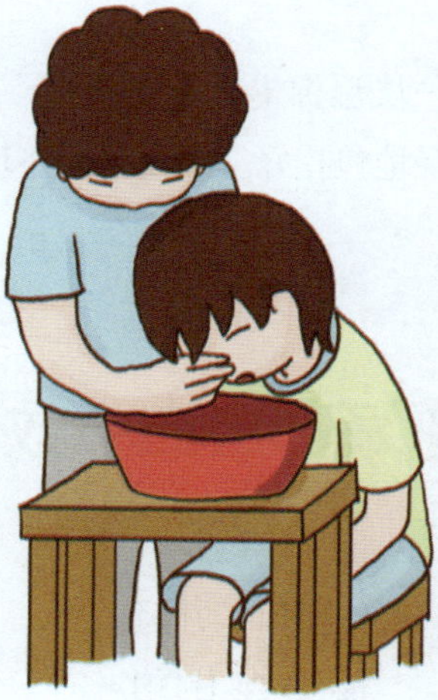

2 告诉孩子吐出口内的液体，如果流血仍未止住，再次捏住鼻翼 10 分钟，然后松开，如果鼻翼仍在出血，再捏一次。

3 如果出血止住，用一些棉球蘸上温水，擦洗口鼻周围的血迹。

4 如果鼻腔出血超过 30 分钟，应将孩子送去医院。

注意事项

- 鼻腔填塞期间，经口腔呼吸，口腔黏膜干燥，易发生感染和口唇干裂，可用湿纱布遮盖口唇，多次少量饮水，保持口腔清洁。
- 止血后如果鼻腔干燥，可用面团蘸净水、眼药膏擦拭鼻腔，除去血痂。

耳朵出血

儿童耳朵冻伤、割伤都会导致出血，需要及时护理，避免耳朵创面变大、感染，进而影响听力。

【耳内出血急救】

1 帮助孩子呈半侧立位，将头倾向患耳一侧，让血流出。

2 用一块湿棉垫垫在患耳上，并用绷带轻轻地包扎好。不要塞住外耳道。

3 如果头部受伤引起耳内出血，从耳内流出的就是稀薄的液体分泌物，应打电话叫救护车。

【耳郭出血急救】

1 用一块纱布包住伤口，并轻轻地捏住约10分钟。

2 用无菌敷料盖在耳郭上，并用绷带轻轻地包扎好。

3 打电话询问医生医治方法。

4 如果有撕裂的伤口，就需要将孩子送去医院缝针。

注意事项

- 不要随便往耳朵里滴药或冲洗外耳道，以免不慎将细菌带入中耳，引起中耳炎。
- 在医生未诊治前，如外耳道口处有泥土或异物，可用70%酒精棉球擦去泥土，并用干净镊子小心地取出异物。

口腔外伤

牙齿不小心磕破嘴唇，上火引起的口腔溃疡，吃东西不小心咬破口腔黏膜等都会导致口腔受伤。孩子口腔受伤，父母应该如何进行救助呢？

【急救方法】

1 让孩子坐下，将头低垂在容器的上方，便于口腔里的血滴在容器里。

2 将一块棉垫盖在伤口上，用大拇指和食指捏住约 10 分钟。

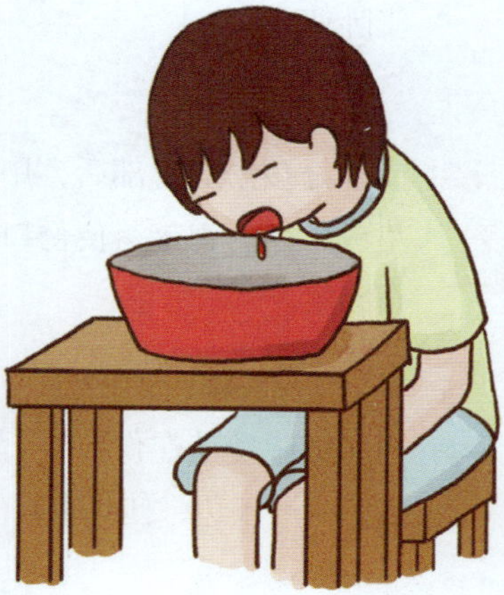

注意事项

- 鼓励进食及饮水，做到有规律的饮食，细嚼慢咽。
- 适量补充维生素和各种人体所需的微量元素，多食蔬菜水果，多食含蛋白质丰富的食物，避免刺激性饮食，忌食煎炸烘烤及辛辣之品。

胸部损伤

胸部损伤会引起严重的内脏损害，首当其冲就是肺脏。胸部受伤后，呼吸困难、休克、气胸等可接踵而来。处理胸部伤口的关键是：密封伤口，防止空气进入胸腔。

【急救方法】

1 用你的手掌盖住伤口，并使孩子呈半卧位。

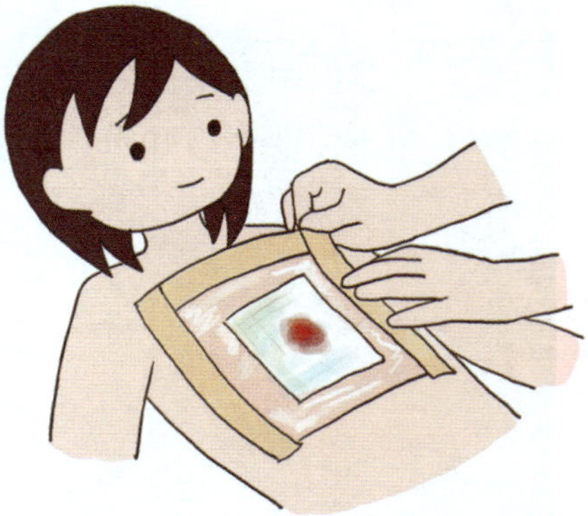

2 支撑好孩子的背部后，用无菌纱布垫或干净的棉垫盖住伤口，并用胶布固定。

3 用保鲜膜覆盖在伤口上，再用胶布固定其三条边，使其密封。

4 将孩子倾向患侧，呈侧卧位，身下垫上软垫子。

5 如果孩子神志不清，判断其病情，准备实施心肺复苏术。如果有呼吸，将其摆成恢复体位，患侧朝下，检查有无休克的体征。

6 安抚孩子并打电话叫救护车来。

腹部损伤

腹部损伤多见于火器伤，刀刺伤，意外灾害如地震、车祸等。根据腹膜与外界是否相通，分为开放性和闭合性损伤两类。

【急救方法】

1 让孩子平卧在地上，用一个软靠垫或枕头垫在他的腘窝处，以减轻对腹部肌肉的拉力。松开系紧的衣裤。

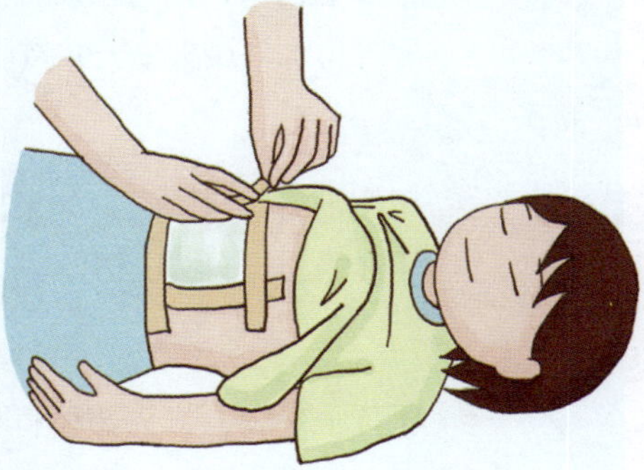

2 安慰孩子，用一块大的无菌敷料盖住伤口。如果孩子咳嗽或呕吐时，就压住伤口。

3 用胶布轻轻地固定敷料。继续安慰他，并观察他的病情变化，特别要注意观察有无休克体征。

4 如果内脏外露，切忌送回腹腔，以免引起腹腔感染。应先用无菌塑料袋或保鲜膜盖上，再放敷料。

5 安抚孩子并打电话叫救护车来。

头部外伤

头部外伤多由锐器或钝器致伤。裂口大小、深度不一，创缘整齐或不整齐，有时伴有皮肤挫伤或缺损。由于头皮血管丰富，血管破裂后不易自行闭合，即使伤口小出血也较严重，甚至因此发生休克。

【急救方法】

1 用一块比伤口大的干净棉垫或消毒纱布覆盖伤口，用力按压棉垫止血；必要时再加一块棉垫，并按压。

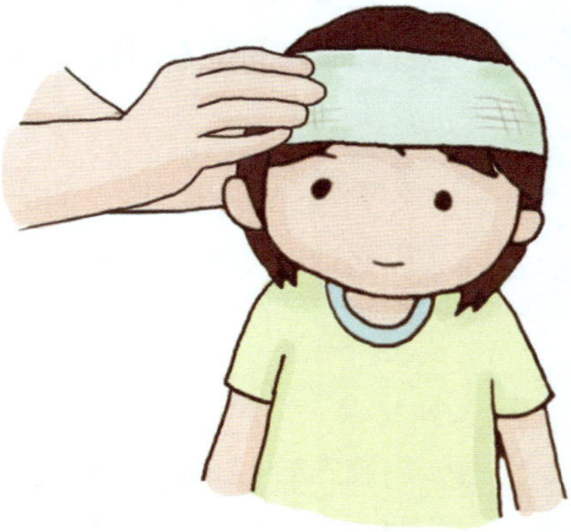

2 用绷带将敷料固定，如果出血不止，用你的手再次按压伤口。

3 让孩子平卧，将头部和肩膀稍垫高，观察病情变化。

4 打电话叫救护车。

注意事项

- 脑外伤病人一旦出现频繁呕吐、头痛剧烈和神志不清等症状，那就绝不可大意，应速送医院诊治。

手指夹伤

手指夹伤后，轻者出血肿胀，皮肤大多不会破，出现皮下青或血肿。重者可引起手指切断、指甲脱落或关节出血等。

【急救方法】

1 用消毒纱布压迫出血处进行止血。

2 用消毒水或清水冲洗伤口。

3 托住受伤的手指，用冷水冲洗数分钟以缓解疼痛，消除肿胀。如果疼痛不减，可进行冷敷。

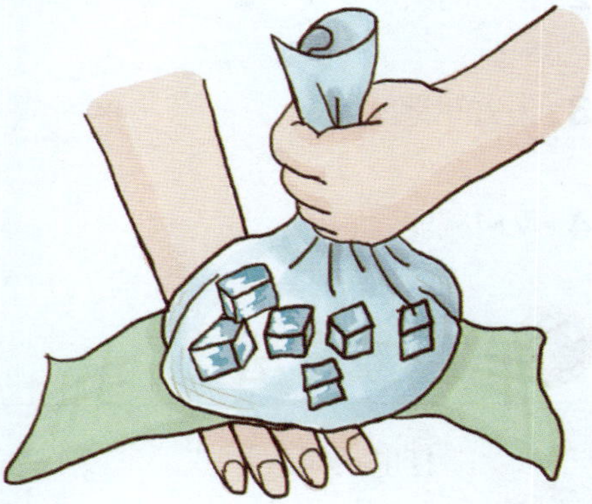

4 如果半小时后手指仍然肿胀，活动困难，很可能是骨折了，需送医院治疗。

注意事项

- 手指有出血需包扎，但时间不要超过 1 小时，并随时注意手指末端的颜色。
- 发现指端颜色变紫、发凉，应立即松开绷带。

颅骨骨折

颅骨骨折是一种颇具危险性的损伤，需要进行紧急处理，以减少对大脑的损害和感染的可能。

【如何诊断颅骨骨折？】

1 头部有伤口或肿胀。

2 创伤的头皮发软。

3 失去知觉。

4 反应减弱。

5 从鼻腔或耳内流出清稀的液体。

6 眼球结膜出血。

7 头部或面部变形。

【急救方法】

1 打电话叫救护车来。

2 对于神志不清的幼儿，首先要畅通其呼吸道，检查有无呼吸10秒钟以上。

3 如果孩子有呼吸，将其摆放成恢复体位。

4 陪着他并随时注意观察病情变化，等待救援人员到达。

注意事项

- 在将病儿送往医院途中，要密切注意病儿的神态、呼吸和脉搏，如有反常，要及时采取相应的急救措施。
- 按医嘱密切观察生命体征的改变，及早发现并发症，趁早治疗。

颧骨/鼻骨骨折

颧骨和颧弓是面部比较突出的部分，易受撞击而发生骨折。同样，鼻子是面部最突出的部位，容易受外力所伤，鼻骨骨折是耳鼻喉科常见的外伤。

【急救方法】

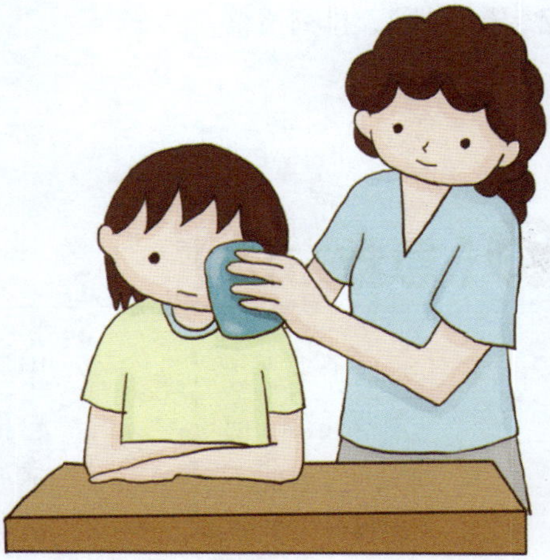

1 让孩子坐下，用一个冰袋压在受伤处，这样会减轻肿胀。扶住冰袋约30分钟。

2 如果孩子鼻腔出血很多，则让他坐在桌前，头低垂在盆子上方，并捏住双侧鼻翼。

3 如果捏住鼻翼很痛，则让他坐下，身体向前倾，给他一块软棉垫或毛巾将血液吸干。

4 送孩子去医院。

注意事项

- 本病主要是由外部暴力作用所引起。由于颧骨和鼻骨是面部较突出的部分，容易因碰撞外伤等暴力而引起骨折。对此，日常生活中对儿童要予以预防保护。

下颌骨骨折

下颌骨骨折通常只是一侧受伤，而且口腔内往往有伤口。伤儿可能说话不便，其唾液中常带有血迹。

【如何诊断下颌骨骨折?】

1 下颌触痛，肿胀，瘀血。

2 牙齿错位，排列不整齐。

【急救方法】

1 让孩子坐下，头尽量向前倾，告诉他不要做吞咽动作，让血和唾液流出来。

2 用一块软垫托起他的下颌，不要包扎，以免他恶心呕吐。

3 如果孩子神志不清，判断他的病情，准备实施心肺复苏术。

4 如果他还有呼吸，将其摆放成恢复体位。打电话叫救护车或送孩子去医院。

注意事项

- 在送患儿去医院的途中，一定要托起下颌。
- 严密观察患儿口腔黏膜肿胀程度、呼吸频率、有无缺氧症状，及时清除口腔和气道分泌物，防止发生舌后坠，必要时进行舌牵引。

背部及颈部受伤

背部可能发生的损伤有：背部肌肉或韧带的扭伤或拉伤、脊椎盘或脊柱受伤等。颈部常见受伤有落枕、颈椎病等。

【神志清醒的幼儿】

1 打电话叫救护车。

2 安慰孩子并劝告他不要动，用你的双手扶在他的双侧耳朵，以固定他的头部，使头与脊柱保持在同一直线上，注意不要抬拉他的颈部。

3 使他的头保持这种姿势，直至救援人员到来。请别人卷一些毯子和毛巾放在他的颈部和肩膀周围，进一步支撑他。

4 千万不要搬运受伤的孩子，除非他仍在危险物当中。如果你一定要搬动他，尽量保持“全身在同一平面”，注意不要扭动颈部和弯曲脊柱。

5 当你扶住孩子的头部时，让别人将卷起的毯子或毛巾放在孩子的颈部、肩部及身体的两侧。

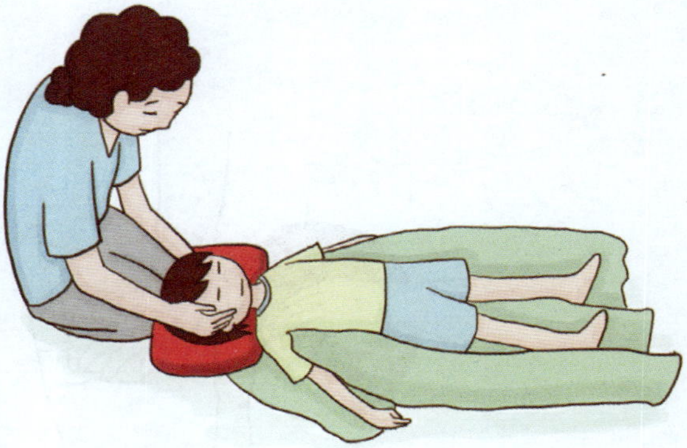

【神志不清的幼儿】

1 打电话叫救护车。使孩子的头部、躯干及脚保持在一条直线上，除非孩子处于危险之中，否则不要搬动他。

2 将两个手指放在他的下颌骨上，轻轻地向上抬起下颌，同时另一只手放在前额上，使其头部向后，保持呼吸道通畅。

3 检查呼吸，准备实施心肺复苏术，如果孩子有呼吸，轻轻将其摆成恢复体位，头部与颈部始终保持在一条直线上。（见下文改良的恢复体位）。

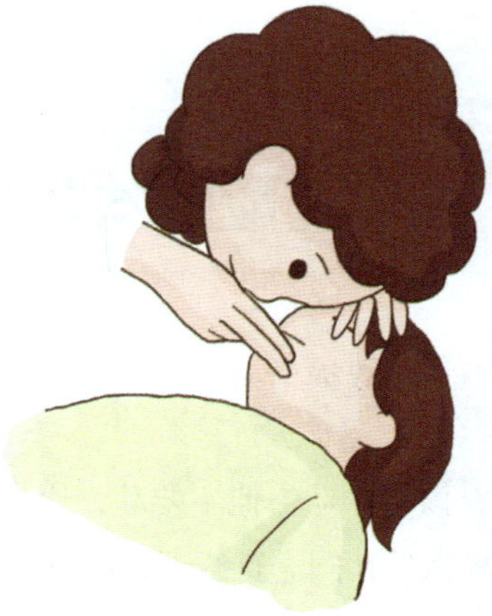

【如何转动神志不清的幼儿?】

如果你需要使停止呼吸的孩子复苏，使用这种“圆木滚动”的方法转动他，使他仰面平卧。关键是要使其头、躯干和下肢保持在同一条直线上。如果有几个人帮你一起做就更安全些。当一个大人扶住孩子的头，另外两个人可以轻轻地将其四肢拉直，并同步地将其转过身来。然后，你可以做复苏治疗。

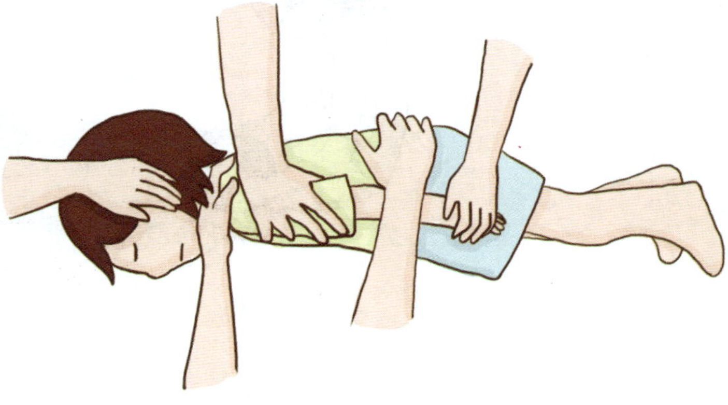

【改良的恢复体位】

如果救护车尚未到来，将孩子摆放成改良的恢复体位，即头部与躯干保持在一条直线上。

1 请他人帮助扶住孩子的头部。抓住距你远侧的大腿，轻轻地抬起并屈起膝关节；然后拉住距你远侧的手臂横在其胸前。

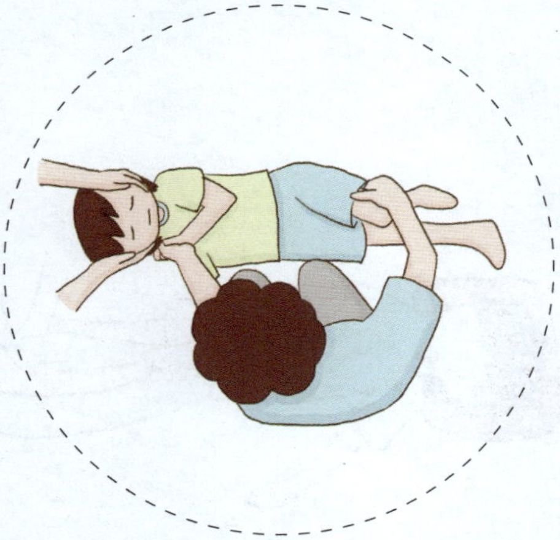

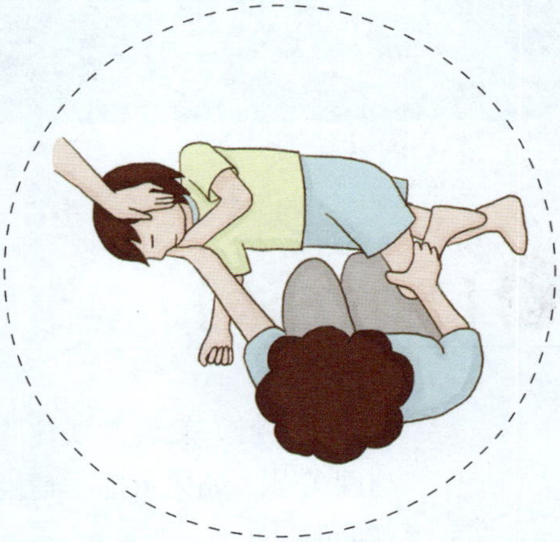

2 轻轻地拉动膝关节使他转过身来，头与躯干始终保持在一条直线上。

3 随着你的手轻轻拉动，他的身体逐渐侧过来，呈侧卧位，头向后仰。帮助他保持这种体位，等待救援人员到来。检测孩子的呼吸与脉搏，随时准备实施心肺复苏术。

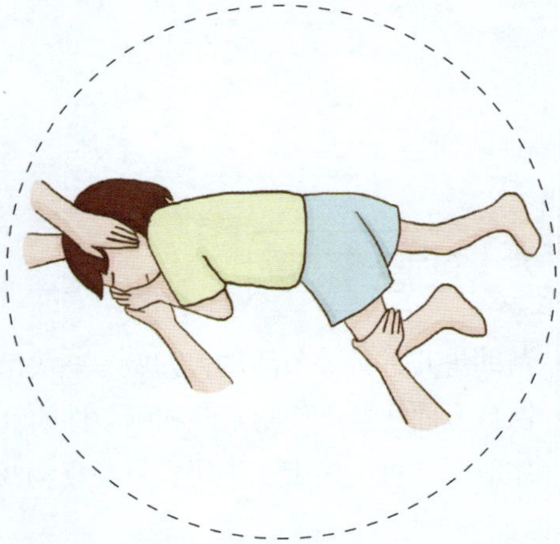

腿部骨折

孩子在玩耍中如果摔倒或受其他外伤后，腿部的某个部位疼痛剧烈、发生畸形或活动受限，就要想到可能是发生了骨折。

【急救方法】

1 让孩子平卧，轻轻地扶住膝关节与踝关节。如果可能，请别人来帮助你。

2 把软垫放在伤腿的两侧。用一张卷好的毯子放在患腿的外侧，一张放在两腿之间。如果需要，给他盖上另一张毯子，使他保暖。

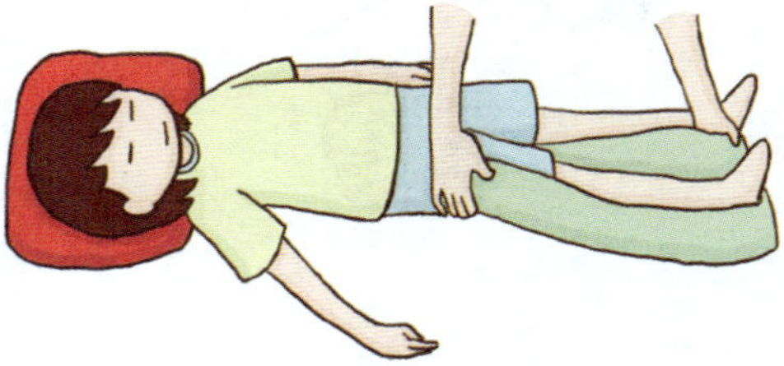

3 打电话叫救护车。

注意事项

- 帮助患儿进行关节活动，如做一些关节伸屈活动，锻炼患儿的关节活动能力。
- 饮食方面注意不要吃辛辣和刺激性的食物，应多吃些能转化为有机质骨胶的食物，如瘦肉、鱼、鸡蛋、牛奶、豆类食物及新鲜蔬菜、水果等。

【制作宽型及窄型绷带】

1 拿一块三角绷带。

2 将顶点折在底边上。

3 将绷带对折即成一条宽型绷带。

4 再次将其对折即成窄型绷带。

【怎样打外科结?】

1

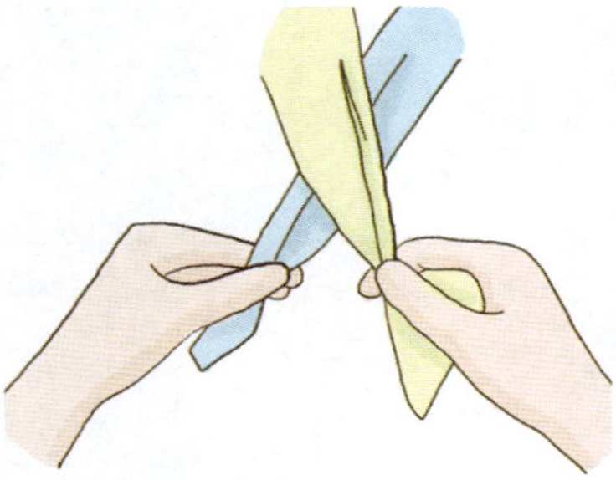

将左边（黄色）与右边（蓝色）的带子交叉，黄色在上面。

2

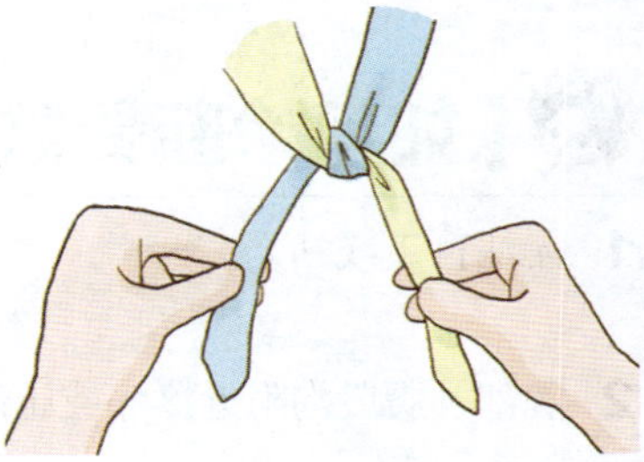

将黄色向下拉并从中间的洞穿出来。

3

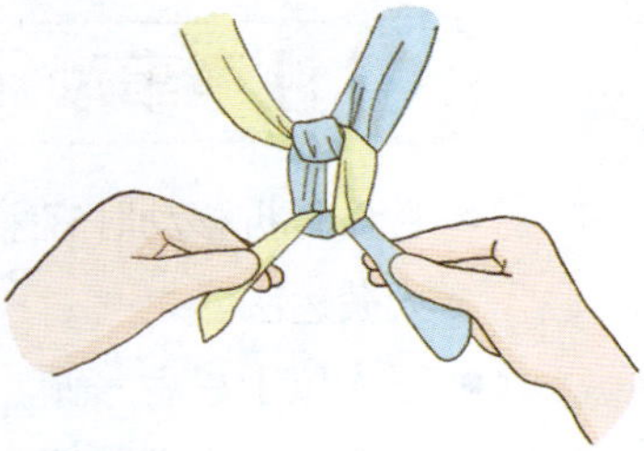

将黄带压在蓝带上方，从下面的洞穿出来。

4

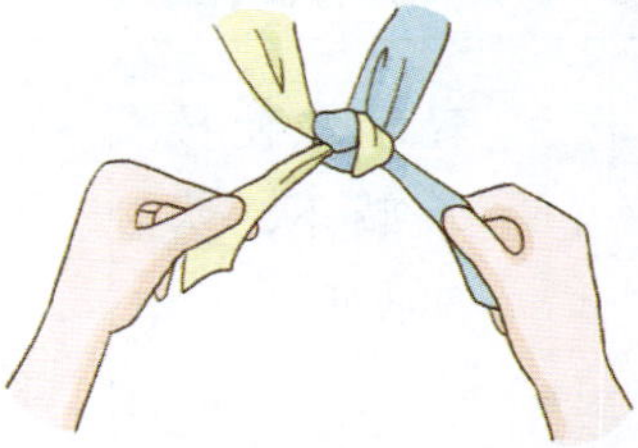

拉紧两端即成。

怎样绑扎受伤的腿?

- 如果救护车 20 分钟以后才能到达，就要立即绑扎伤腿。用卷起的毛巾或小毯子轻轻地垫在两侧大腿、膝盖、踝关节之间。小心地将健腿靠近伤腿。
- 折一条窄型绷带，在双脚与踝关节四周绑成一个“8”字形，以固定伤腿。
- 用宽型绷带在高于患处的膝关节周围绑扎，在未受伤的一侧打上外科结。

骨盆骨折

骨盆骨折多由骨盆受到直接暴力挤压所致，多见于交通事故和塌方。骨盆骨折半数以上伴有并发症或多发伤。

【如何诊断骨盆骨折?】

1 无法行走或站立。

2 髋部及腹股沟附近疼痛或压痛。

3 尿道出血。

【急救方法】

1 轻轻地使孩子躺下，头部放低。

2 将软垫置于孩子的双腿之间，用宽型绷带和“8”字形绷带固定双腿。

3 将靠垫放在他的腘窝处，可减轻疼痛。

4 打电话叫救护车来。

注意事项

- 骨盆骨折移动时宜采取三人搬运法。
- 三人位于患者一侧。其中一人位于患者胸部。患者的手臂抬起置于救护人的肩上，一人位于腿部，一人专门保护盆骨。
- 大家双手平伸,同时用力，抬起患者放于硬板担架上。

膝部受伤

小孩子天性好动，特别是男孩，喜欢参加各种体育活动，如踢足球、溜滑板、单双杠等。孩子在做一些较剧烈的运动时，很容易受伤，特别是膝盖部位。

【急救方法】

1 帮助你的孩子躺下，将一个枕头垫在受伤的膝盖下面，起支撑作用。用药棉或软敷料包在膝盖四周。

2 用一卷绷带，从患侧开始，将其包扎固定好。

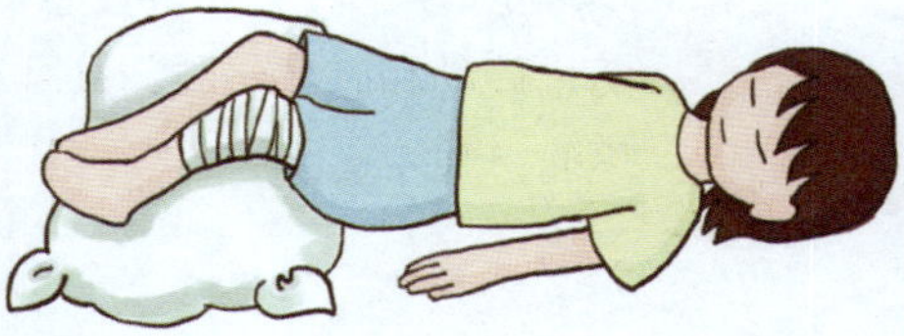

3 千万不要强迫膝部伸直，这样会加重膝部损伤。千万不要让孩子进食或行走。

4 送孩子去医院或者打电话叫救护车。

注意事项

- 一旦发生膝部外伤，应立即采取保护性措施，如关节制动、紧急包扎，并立即送医院治疗，以免延误病情。

足部骨折

足部骨折是指发生于足部距骨、跟骨、跖骨及趾骨部位的骨折。足部骨折通常是由重物压砸引起的。

【急救方法】

1 让孩子坐下，托起并抬高伤腿，用冰袋敷患处，并包扎好，以缓解疼痛。

2 送孩子去医院，途中要注意动作轻稳，防止震动和碰坏伤肢，以减轻伤员的疼痛，并注意保暖。

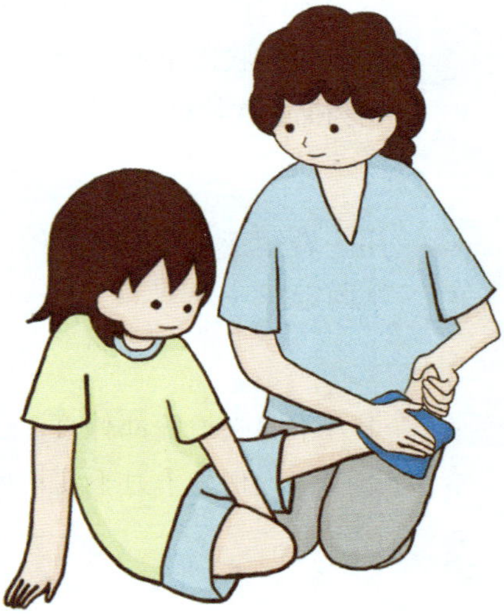

注意事项

- 多吃蔬菜、蛋白质和富有维生素的食物，可防止骨质疏松的发生和发展。
- 骨折早期饮食宜清淡，以利于祛瘀消肿，后期应选择合适的饮食调补肝肾，有利于骨折的愈合和功能的恢复。

手臂骨折

手臂骨折包括桡骨或尺骨骨折，可发生侧方移位、重叠、旋转、成角畸形。儿童多为桡骨下端骺离骨折。

【急救方法】

1 让孩子坐下，如果可能，让他用自己的手托起患肢。

2 在胸部与手臂之间放一个垫子，使之不能活动，并垫住患肢。

3 将患肢放进一个手臂吊带内（见下文），打一个外科结固定。

4 送孩子去医院。

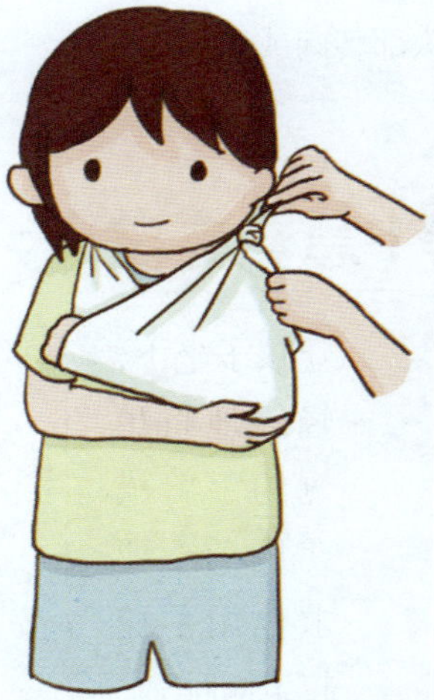

手臂吊带

- 把整个吊带放在手臂和胸部之间，将吊带的一端绕过颈部搭在患侧。
- 用下段吊带将前臂向上托起至肩膀顶端打一个活结，活结稍低于肩膀。
- 将多余的布折入肘部附近的角落里。

锁骨骨折

锁骨骨折可因非直接外力作用引起，如孩子跌倒时压在伸开的手上，或肩部受到撞击时。

【如何诊断锁骨骨折？】

1 疼痛及触痛因活动而加剧。

2 头部转向或倾向患侧。

【急救方法】

1 让孩子坐下，轻轻地将患侧的手臂横在胸前。要求他用手托起患侧肘部。

2 将其手臂用斜角吊带托起（见下文），打一个外科结。

3 在手臂与身体之间搁上垫子，用一条宽型绷带固定患侧手臂（见下文）。

4 安抚孩子，送其去医院。

注意事项

- 整复固定后，即行练习握拳，伸屈肘关节，并作肩部后伸活动，睡时应取仰卧位，背部垫枕，使肩部后伸。
- 固定后应注意两上肢的情况，如伤员两手及上臂有麻木感，桡动脉摸不到时，表示绷带过紧，压迫到血管神经了，应适当放松，至解除症状为止。

【斜角吊带】

1 将患侧的手臂斜放在胸前，要求孩子自己托起肘部。

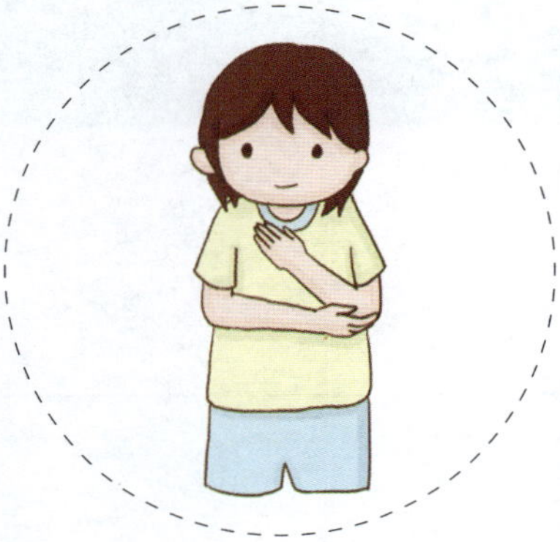

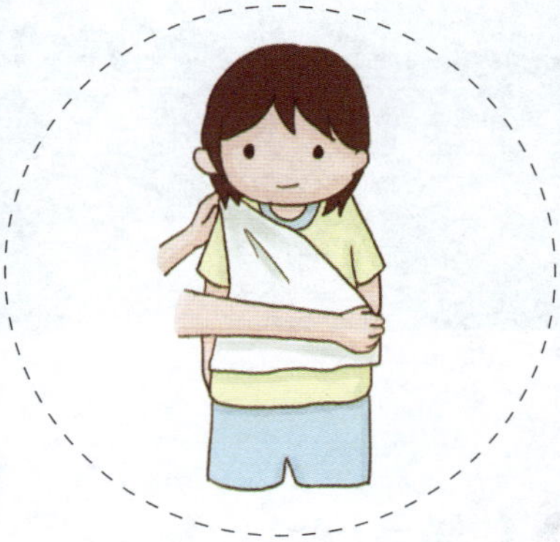

2 用三角巾盖住孩子的手臂，将长边垂放在健侧，拿住上端一角置于肩膀处。

3 将长边向受伤的手臂内卷入。将另一角由背后向上提起，整个肘部完全包在布内。

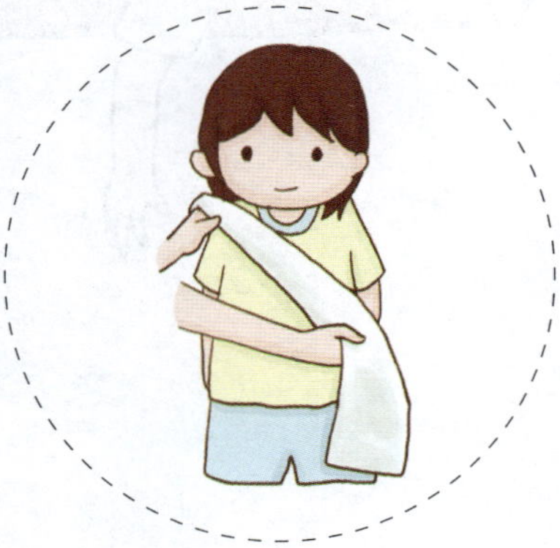

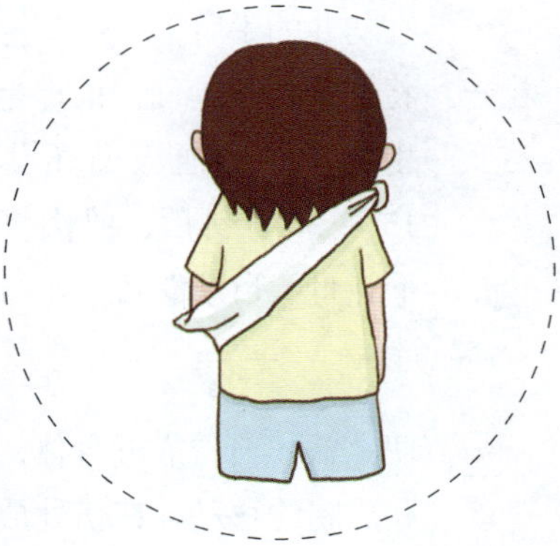

4 打一个活结，稍低于肩部，余端折入布内。扭转肘部多余的布并将它折进里面，或用别针别在相应位置。

如何将宽型绷带绑在吊带四周？

- 吊带能托起受伤的手臂，但宽型绷带能提供额外的支撑力，帮助你将孩子送往医院。
- 将垫子放在手臂与身体之间。
- 将宽型绷带缠绕在身体与患肢上。
- 在未受伤的一侧打一个外科结固定。

肩关节脱位

当儿童上肢处于外展外旋位跌倒或受到撞击，容易导致肩关节脱位。上肢处于后伸位跌倒，或肱骨后上方直接撞击在硬物上，也可发生肩关节脱位。

【急救方法】

1 让伤儿俯卧在沙发或床沿，让其手臂悬垂，和身体呈 90 度角。

2 在伤儿的手臂上 4.5 ~ 9 千克的重物，将手臂拉向地面，前提是必须确认其手臂末端的血液循环没有被切断。15 ~ 30 分钟后，肌肉将会放松，从而让骨头自动滑回原处。

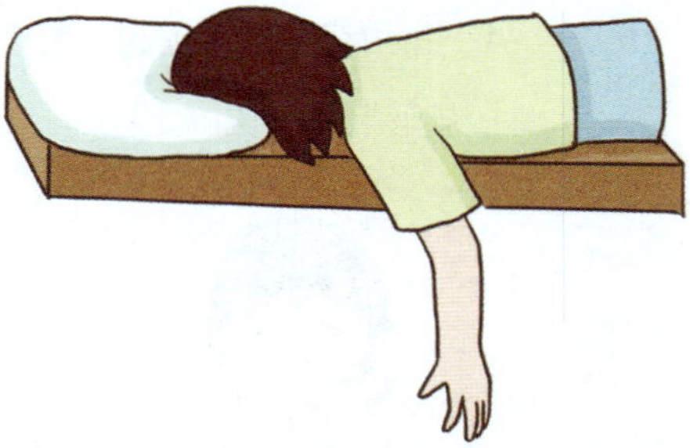

3 使上臂和前臂靠近身体，可避免手臂和肩膀的移动。在伤处放置冰袋，进行冷敷，可以消肿止痛。

注意事项

- 肩关节脱位应及早复位和固定，防止再次脱位和形成习惯性脱位，如离医院近者可送医院。如不能去医院，可由他人先试行复位。
- 若复位不成功时，应迅速送医院救治。

肘关节脱位

在全身各关节脱位中，肘关节脱位最为多见，常见于青少年。如突然跌倒时上肢外展、手掌着地，肱骨前下端受身体重力作用突破薄弱的关节囊前壁向前移动，从而导致关节脱位。

【急救方法】

1 不要移动脱位的关节，不要强行将处于半伸位的伤肢拉直，以免引起更大的损伤。

2 可用健侧手臂解开衣扣，将衣襟从下向上兜住伤肢前臂，系在领口上，使伤肢肘关节呈半屈曲位固定在前胸部。

3 如果不能判断关节脱位是否合并骨折时，不要轻易实施肘关节脱位复位，以防损伤血管和神经，可用三角巾将伤肢呈半曲位悬吊固定在前胸部，送往医院。

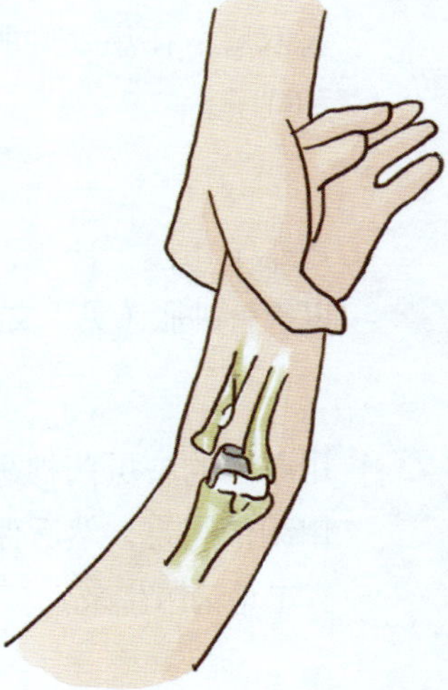

4 肘关节脱位手法复位法：

- 伤员取坐姿，救助者手握住上臂做对抗牵引。救助者一只手握住伤者腕部，向原有畸形方向持续牵引，另一只手手掌自肘前方向肱骨下端向后推压，其余四肢在肘后将鹰嘴突向前提拉，即可使肘关节复位。
- 复位后将肘关节屈曲 90 度，用三角巾悬吊于胸前，或用长石膏托固定。
- 2 ~ 3 周后去除外固定，辅以积极的功能锻炼，以恢复肘关节的功能。

踝部扭伤

踝关节扭伤在关节韧带损伤中占第一位。当孩子跌倒或被扭伤后，单脚不能支撑整个身体时，应怀疑踝部被扭伤了。

【急救方法】

1 让孩子坐下，使双脚放松；轻轻抬起双脚，在患处肿胀前，脱掉袜子和鞋子。

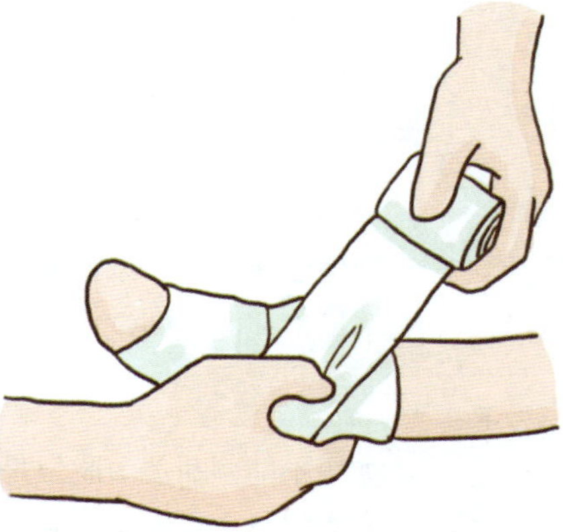

2 用小毛巾浸上冷水，或用冰袋冷敷以缓解肿胀（见下文）。

3 用厚厚的一层药棉裹住踝关节，并用绷带固定，然后保持踝部抬高，打电话请医生来。

制作冷敷袋

- 冷敷是通过减少血液流向受伤部位，从而达到减轻肿胀与疼痛的效果。冷敷时间一般为 30 分钟，亦可根据需要调整。冷敷通常不需包扎，但如果需要固定，你可以用纱布绷带，或其他透气编织材料包扎固定。
- 毛巾：用冷水浸湿，每 10 分钟一次。
- 一袋冰冻豆子：将其包在一条薄毛巾里，再敷在患处。
- 冰块：将冰块放满塑料袋的 2/3，并加少量的盐，以帮助冰块融化，然后封住袋口。

肌肉拉伤

肌肉拉伤是肌肉在运动中急剧收缩或过度牵拉，造成的肌肉微细损伤、肌肉部分撕裂或完全断裂。在外力直接或间接作用下使肌肉主动收缩或被动拉长，引起拉伤。

【主要症状】

1 肌肉拉伤后，拉伤部位疼痛、肿胀、肌肉紧张或痉挛，用手可摸到肌肉紧张形成的索条状硬块，触疼明显，有皮下瘀血。

2 当受伤肌肉主动收缩或被动拉长时疼痛加重，活动明显受到限制。触摸局部有凹陷或见一端异常隆起者，可能为肌肉断裂。

【急救方法】

1 停止运动，用冰块敷患处，或将伤肢浸入冷水中，或在自来水下冲洗。

2 冷敷后加压包扎，抬高肢体，这种方法有止血、镇痛、防肿的作用。包扎时先用海绵垫敷伤部，再用弹力绷带包扎，松紧度适中。

3 抬高伤肢，包扎 24 ~ 48 小时后拆除，视其伤情再作处理。

4 肌肉拉伤严重时，如将肌腹或肌腱拉断者，应做手术缝合。

注意事项

- 肌肉拉伤不能吃生冷食物。最好喝点生鱼汤，可以使受伤的肌肉细胞尽快修复。

伤口感染

儿童受外伤后，如果家长没注意到，时间久了会导致伤口感染，继而出现小儿高热，伤口恶化不易康复。

【如何诊断伤口感染？】

1 不断加剧的疼痛和酸胀感。

2 伤口肿胀、潮红，周围有发热感。

3 伤口内有脓点，或有液体渗出。

4 颈部、腋下或腹股沟的淋巴结肿大，触痛。

5 淋巴结周围的皮肤呈浅红色。

【急救方法】

1 给伤口覆盖干净的、无絮边的棉垫或无菌敷料，然后包扎固定好。

2 抬高并支撑伤口，例如：系一条斜角吊带。

3 打电话咨询医生或请医生来家医治。

4 感染严重者会出现高热样的出汗、口渴、寒战和倦怠。应尽快到医院救治。

注意事项

- 破伤风是一种十分危险的感染。破伤风杆菌可在空气中及土壤里生长。它能产生毒素侵犯神经系统。通过注射疫苗，可有效地预防发病。
- 婴儿的免疫计划中，包括注射这种疫苗。学龄前儿童上小学前，要注射此疫苗。

内脏出血

内脏出血是出血的一种，流出血管的血液停留在身体内部而不排至体外。如果没有看见出血，而出现休克症状时，可怀疑是内脏出血。

【病情判断】

1 皮肤苍白、冰冷、出汗。

2 快速有力的脉搏逐渐减弱。

3 呼吸表浅、急促。

4 倦怠、呻吟和叹息。

5 口渴。

6 可能神志不清。

【急救方法】

1 安抚孩子，打电话叫救护车。

2 让孩子躺下，抬高并支撑住双腿，检查呼吸与脉搏。

3 如果孩子神志不清，判断他的病情，并准备实施心肺复苏术。

4 如果有呼吸，将其摆成恢复体位。

受到巨大外力撞击

可能出现下列症状：

- 受伤部位具有典型“擦伤”症状，留有衣服或冲击物形状的印迹。
- 伤口流血——向医生描述冲击物的形状及大小，最好能带上样本。

脑震荡

由于强力的冲撞，大脑可能被“摇晃”了一下，所以叫脑震荡。脑震荡发生时，意识丧失的时间很短暂，很快就又完全恢复了。

【如何诊断脑震荡?】

1 短暂的神志不清，恢复时感到眩晕或恶心。

2 一过性记忆丧失。

3 轻度头痛。

【神志清醒的幼儿】

1 如果孩子的头部受到撞击后神志清醒，让他坐下，并用冰袋敷在伤处。

2 观察有无异常表现，如果几分钟后他未完全恢复，打电话请医生来。

【幼儿很快恢复知觉】

1 如果你的孩子被“打昏”，即使很短暂，也应打电话请医生来。

2 让他休息，并靠近他观察病情变化。如果 30 分钟后，他没有完全恢复，打电话叫救护车。

【幼儿神志不清】

1 打电话叫救护车。

2 畅通他的呼吸道，检查有无呼吸。如果有呼吸，将其摆成恢复体位。

3 陪他一起等待救援人员到达。

狗咬伤

狗咬伤分普通狗咬伤和疯狗咬伤，前者多无生命危险，后者常使存于疯狗唾液中的狂犬病毒，沿咬伤、舔伤或抓伤的创口侵入神经系统并在大脑内繁殖，而引起严重的症状。被狗咬伤未注射狂犬病疫苗者的发病率达 10% ~ 70% 以上。

【急救方法】

1 立即用 3% ~ 5% 肥皂水充分清洗伤口，再用清水冲洗干净，以最快的速度把沾染在伤口上的狂犬病毒冲洗掉。因为时间一长病毒就进入人体组织，沿着神经侵犯中枢神经。冲洗伤口至少 30 分钟。

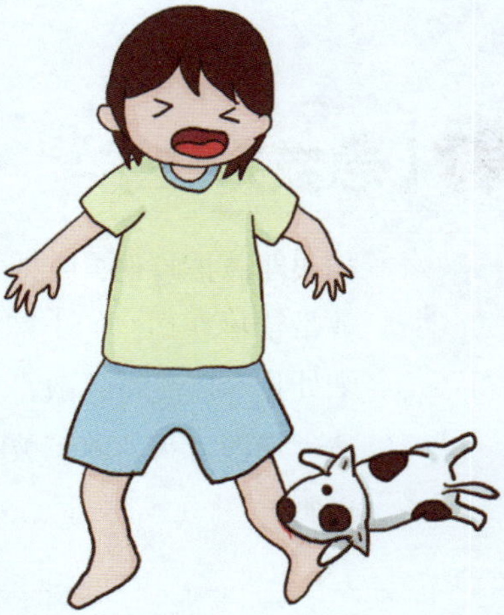

2 由于狗咬的伤口往往外口小，里面深，要求冲洗时，尽量把伤口扩大，让其充分暴露，并用力挤压伤口周围的软组织，这样做孩子会非常疼，预先要对孩子进行说服。冲洗的水量要大，水流要急，最好是对着自来水龙头急水冲洗。

3 最好用吸奶器或拔火罐吸拔出局部的血液。伤口不要包扎。除了个别伤口大又伤及血管的需要止血外，一般不上任何药物，也不要包扎，因为狂犬病毒是厌氧的，在缺乏氧气的情况下，狂犬病病毒会大量生长。

4 到医院或防疫站注射狂犬病疫苗、破伤风抗病毒及抗生素。

猫咬伤

猫的口腔中有一种螺旋体，这种螺旋体两端（或一端）弯曲成钩状，故称为钩端螺旋体。小儿被猫偶尔咬伤，即会染上这种螺旋体而致病。有的猫也会染上狂犬病毒，其后果就更严重。

【主要症状】

1 孩子被猫咬伤后，伤口局部红肿、疼痛，严重的可引起淋巴管炎、淋巴结炎或蜂窝组织炎，出现全身毒血症，皮肤、内脏出血，黄疸等。

【急救方法】

1 如果四肢被咬伤，立即用止血带或带状物在伤口的上端 4 ~ 6 厘米处扎紧以防毒扩散，然后再作清创处理。头、躯干被咬伤不用止血带。

2 先用清水、盐开水或 1 ∶ 2000 高锰酸钾溶液冲洗伤口，然后再用碘酒或 5% 石炭酸液腐蚀伤口，或用 75% 酒精浸湿纱布敷盖在伤口上。

3 青霉素 G 肌注 80 万单位，2 次 / 日（用前做过敏试验）；或用庆大霉素肌肉注射 80 万单位，3 次 / 日。严重者送医院救治。

4 尽量减少就医途中的时间，到附近小型医院先行处理。

注意事项

- 在狂犬病流行区，猫咬伤的处理应参照狗咬伤处理，以预防狂犬病。

昆虫叮蜇伤

外出野游，被昆虫叮蜇很常见，但有时可能会导致严重的后果。如被蜜蜂蜇伤，蜂毒进入血管，会发生过敏性休克，导致不良后果。

【急救方法】

1 不要触摸蜇伤处。如果昆虫的刺仍然留在皮肤内，就用镊子将其夹出。尽可能夹住刺的根部，小心翼翼地拔出。不要夹住刺头，因为这会挤压刺上的毒素囊，使毒素进入伤口。

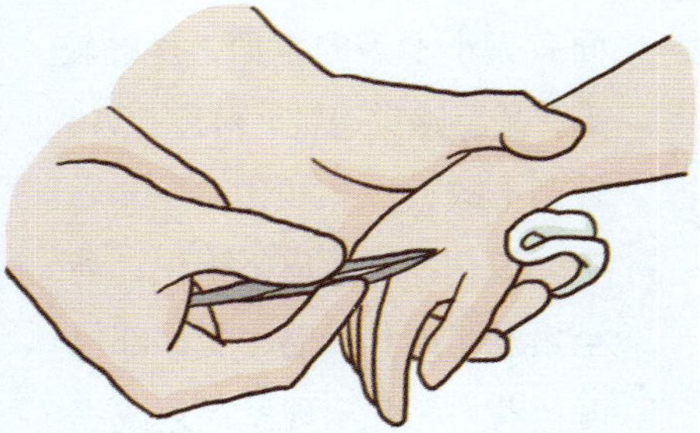

2 冷敷叮伤部位，减轻疼痛和肿胀。大约 10 分钟，疼痛缓解后，再拿掉冷敷物，使叮伤部位放松。

3 如果小儿的呼吸逐渐变得困难，打电话叫救护车。

注意事项

- 平时要教育孩子不去草丛玩，郊游时不要带孩子到岩缝边、人少的林中去，以防毒虫咬伤。

冻伤

冻伤是由于受寒冷刺激而引起的损害。凡人体受寒冷侵袭，引起局部血脉凝滞、皮肤肌肉损伤的疾患，均称为冻伤。本病多发于手、足、耳、鼻及面部等暴露部位，在初冬和天气骤变时发病率较高。

【症状表现】

患冻伤后要对伤情有所估计。

轻度冻伤：受冻部位开始麻木、发凉，继而红肿、充血、发痒、热痛。

中度冻伤：受冻皮肤红肿明显，表面有大小不等的水疱，疼痛较重，甚至感觉迟钝，对冷、热、针刺不敏感。

重度冻伤：深达皮下组织，甚至累及肌肉和骨骼，受冻部位颜色苍白，并出现紫褐色或黑褐色坏死，局部的感觉也完全消失，极容易并发感染。

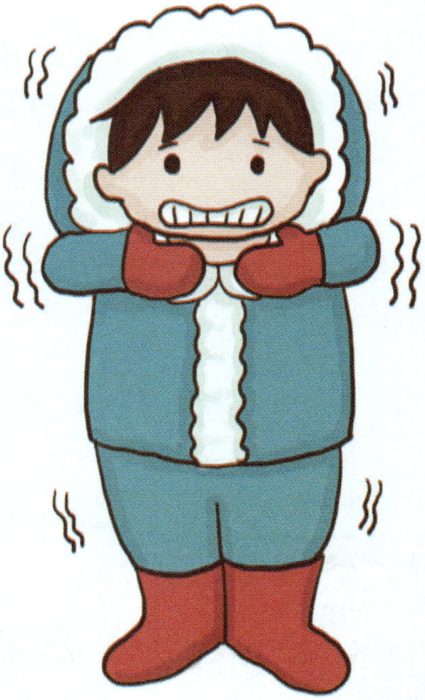

【急救方法】

1

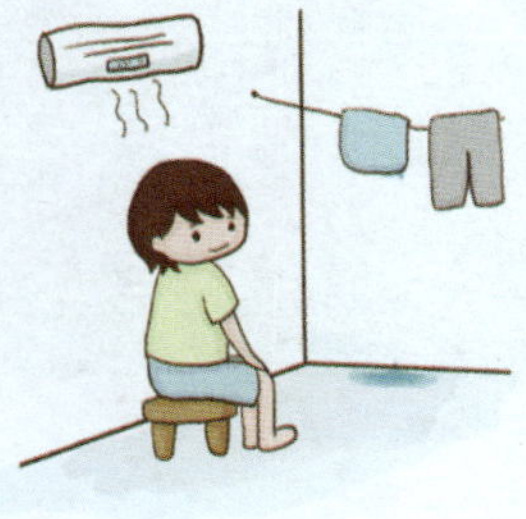

迅速将患儿送到温暖的室内，脱去潮湿的衣服鞋袜，并保持室温在20 ~ 25℃。冻伤部位切忌用火烤。

2

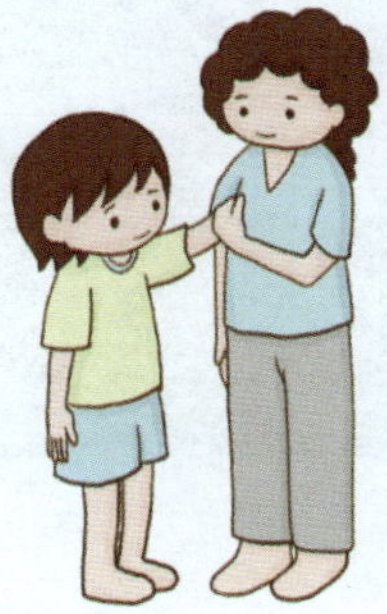

用与体温一样温度的温水浸泡患部使之升温。如果仅仅是手冻伤，可以叫孩子把手放在自己的腋下升温。

3

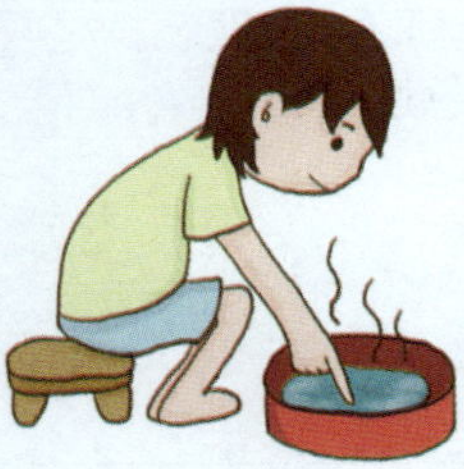

初起轻者用软布时常揉搓患部，或用25℃温水浸之。

4

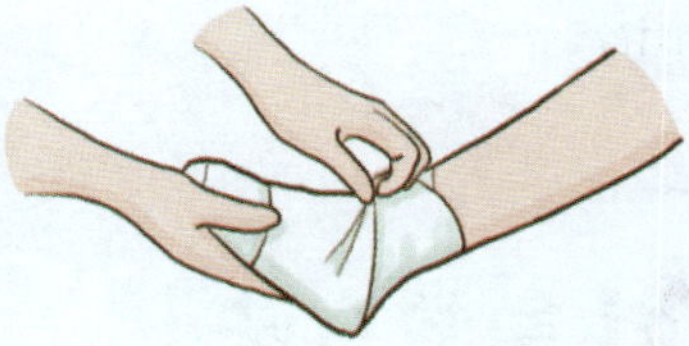

如果皮肤冻裂，或肤色恢复缓慢时，用一块软纱布和绷带轻轻地将其包扎，送至医院治疗。

注意事项

- 增强孩子体质，加强耐寒锻炼，寒冷天气下要勤活动。
- 对手、耳、鼻等暴露部位予以保护。鞋袜不要过紧，并注意保持干燥，潮湿后及时更换。所穿的衣服应该温暖，而且松紧适宜。
- 出现冻伤后，不宜立即烤火。如发现已有冻伤应及早治疗，尽量减少和避免并发症的发生。

高热虚脱

高热虚脱是因在高温、潮湿的天气中，身体脱水而引起的。幼儿发病时，典型的症状是腹泻和呕吐。对于不习惯生活在炎热气候中的幼儿尤其危险。

【如何判断高热虚脱？】

1 头痛、头晕。

2 恶心。

3 出汗。

4 皮肤苍白、湿冷。

5 肌肉抽搐。

6 脉搏急速减弱。

【急救方法】

1 把孩子带到树荫下或阴凉的房间，让他平卧，用叠好的浴巾或靠垫垫在他的头下。

2 抬高并用枕头垫高孩子的双脚，以促进血液流向大脑。鼓励他放松。

3 帮助孩子坐起来，喝一些冷盐水（体积分数为 1 升水加 5 克盐）或他喜欢的果汁。这样可以补充失去的盐分。

4 如果孩子神志不清，判断他的病情，准备实施心肺复苏术。如果有呼吸，将其摆放成恢复体位。打电话叫救护车。

日光晒伤

日光晒伤的皮肤发红、氧、触痛。婴幼儿尤其容易被晒伤。所以在太阳下，一定要给他们戴上帽子，或涂上防晒油，或穿上衣服。

【急救方法】

1 将孩子挪到树荫下或凉爽的房间，给他喝凉开水。

2 用炉甘石膏或其他治疗晒伤的药物涂擦皮肤，减轻不适。

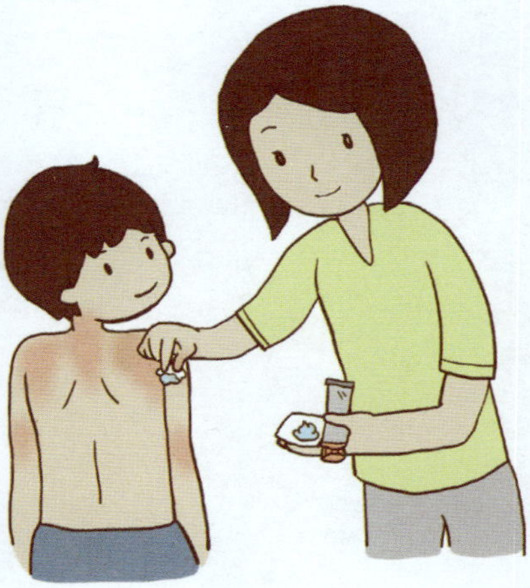

注意事项

- 平时定时给孩子服用维生素 E，对预防晒伤有帮助。
- 将一勺食盐溶解在一升水中，可制成 0.9% 的盐水，用来冷敷效果也很好。

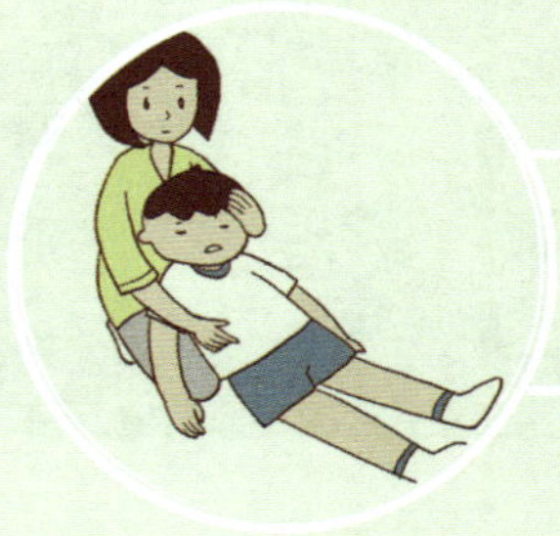

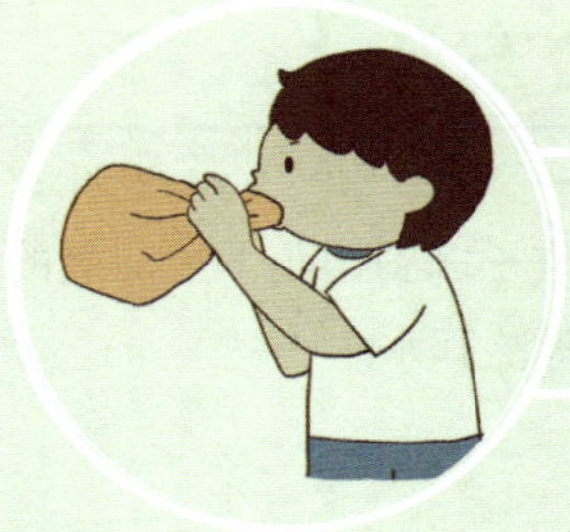

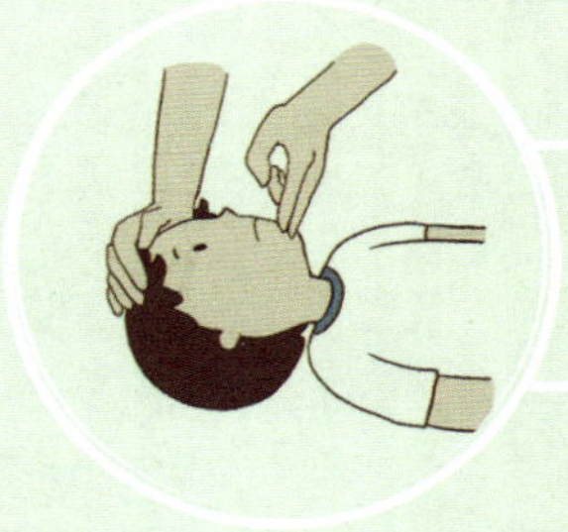

Part 4

儿童
常见急症的急救

儿童常见急症急救十分重要，在紧急关头可以挽救孩子的生命。疾病急救的关键在于明确患儿所患病症，对症施行急救措施。本章将介绍儿童常见急危疾病的相关急救知识，为您孩子的健康保驾护航。

过敏性休克

过敏性休克是一种严重的过敏反应，它可因下列原因在数分钟内发作：注射特殊药物，被昆虫或海洋生物叮螫，吃了特殊的食物。这种过敏反应可引起呼吸道痉挛、面部及颈部肿胀，增加窒息的危险。

【急救方法】

1 按照图中姿势扶住发病的孩子，可以最大限度地减轻呼吸困难。

2 在救护车到来前，你应平静地和他说话，并安慰他。

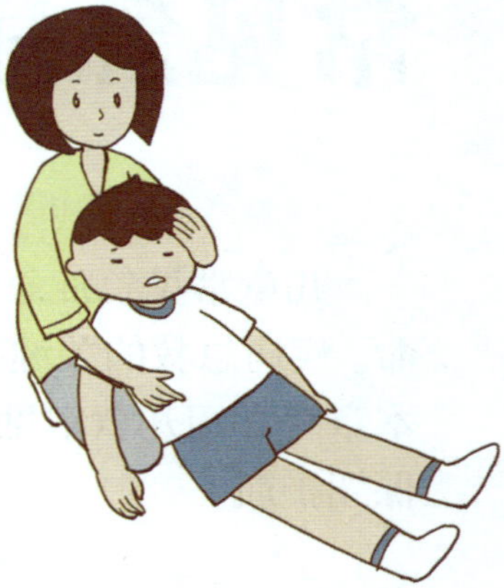

注意事项

- 对于休克病儿一定要注意，在用担架抬往医院救治时，病儿的头部应靠近后面的抬担架者，这样便于对休克者随时密切观察，以应对病情恶化。
- 在将病儿送往医院的途中，病儿头部的朝向应与载他的交通工具（救护车等）前进的方向相反，以免由于加速作用导致病儿脑部进一步失血。

晕厥

晕厥又称昏厥、昏倒，常因大脑暂时缺血、缺氧而引起，有短暂性意识丧失；而昏迷意识障碍历时较长，常以小时或天计。晕厥与昏迷不同，昏迷的意识丧失时间较长，恢复较难。

【急救方法】

1 将孩子平放在地上，使双脚抬高至高于心脏的位置，用枕头、软靠垫或折叠的毯子垫在下面。

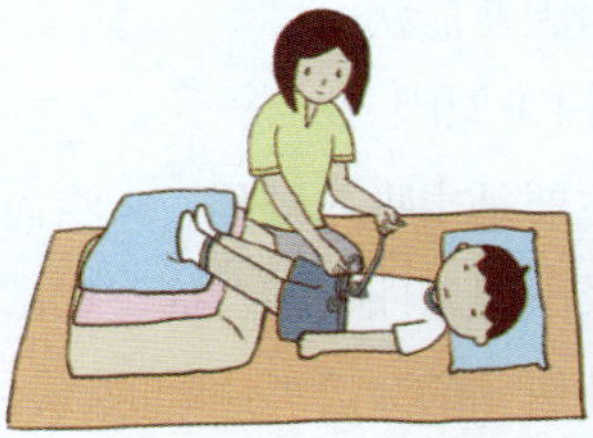

2 松开颈部、胸部及腰部的衣服。打开窗户，使她获得大量的新鲜空气。用报纸扇他的面部，也十分有效。

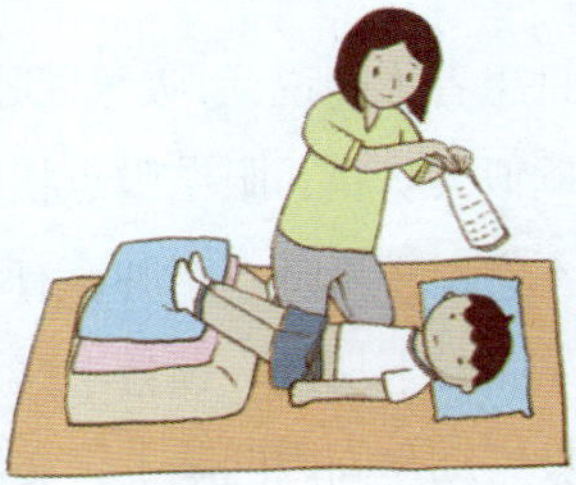

注意事项

- 如何诊断孩子晕厥？一，孩子感到虚弱、头晕和恶心。二，面色苍白。三，快要失去知觉。四，脉搏缓慢。
- 如果孩子的意识仍无法恢复，立即送往医院救治。

窒息

窒息的发生是由于异物堵住口腔或鼻腔，重物压在胸部或腹部，而妨碍了正常的呼吸，或者孩子吸入了烟或是充满烟雾的空气。孩子发生窒息后，在救护车来到前，父母要懂得一些急救的方法。

【原因及预防】

1 原因及症状

（1）原因。

主要是由吸入异物、大咯血、自缢以及出现急性喉部炎症、喉部肿瘤、喉外伤、喉部异物等喉部疾病所引起的。

（2）症状。

窒息患者不能说话，吸气性呼吸困难，咳嗽似犬吠状，眼结膜点状出血，烦躁不安，声嘶哑，水肿，有明显三凹征（胸骨上切迹、锁骨上窝及肋间隙随吸气动作向内凹陷）。心脏跳动由快至慢，心律失常，直至心跳、呼吸停止。

2 容易造成窒息意外的危险物品

像气球、塑料袋、硬币、钢笔或圆珠笔的笔帽、橡皮、别针、电池、弹珠、小球或玩具、塑料袋、钮扣、珠宝首饰等物品，家长尽量不要让孩子单独玩弄。在家长不在的情况下，应把这些危险物品放在孩子看不见的地方。

3 容易造成窒息意外的食物

假如家中有不满 3 岁的幼儿，在食用下列食物时要特别谨慎：

①坚果、爆米花和瓜子。

②有子西瓜、樱桃、大块的苹果或葡萄等水果。

③豌豆、芹菜或胡萝卜等蔬菜。

④花生酱或肉块。

⑤坚硬的糖果或口香糖。

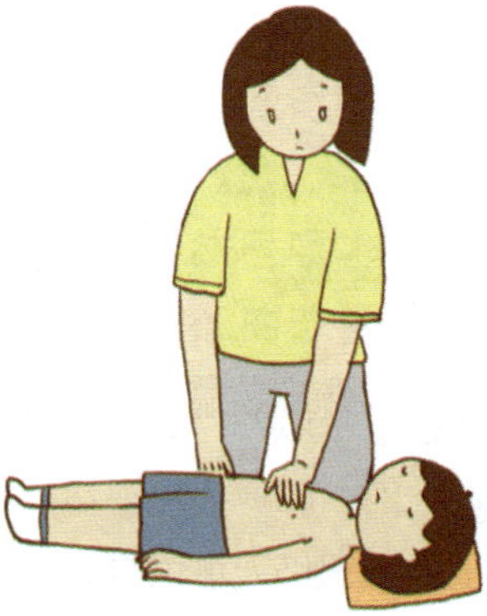

【急救方法】

1 尽快去掉缠绕孩子的异物，这可帮助恢复呼吸。

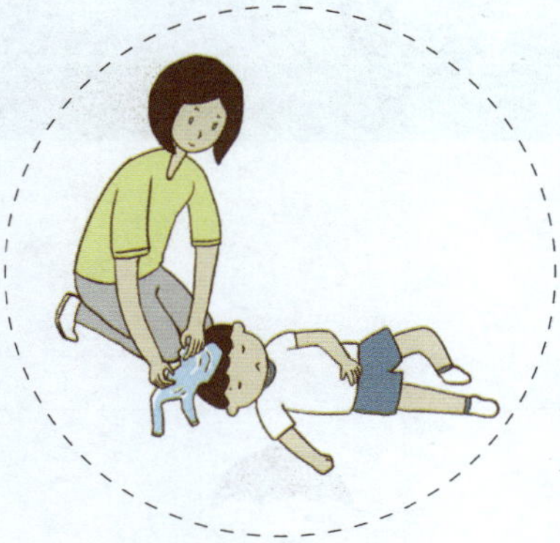

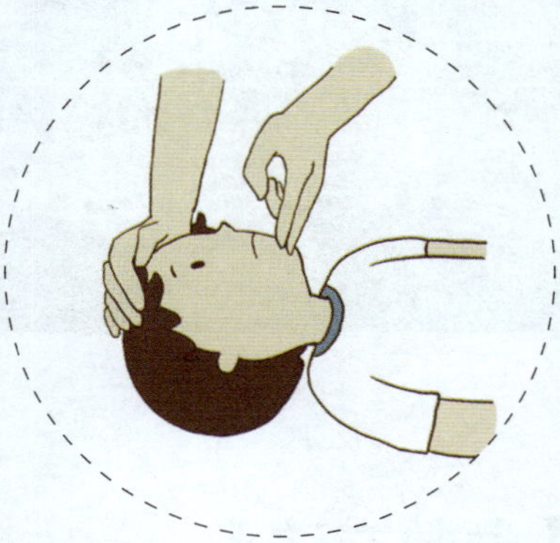

2 畅通呼吸道。将两个手指放在其额骨下，抬高下颌；另一只手扶住前额，使头向后仰。

3 观察并倾听有无呼吸，约 10 秒钟。

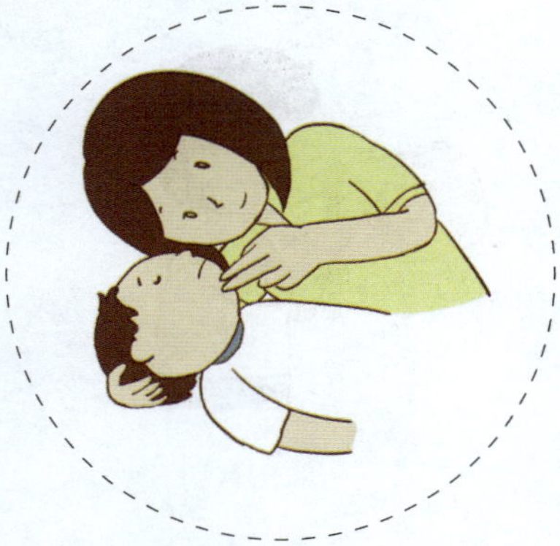

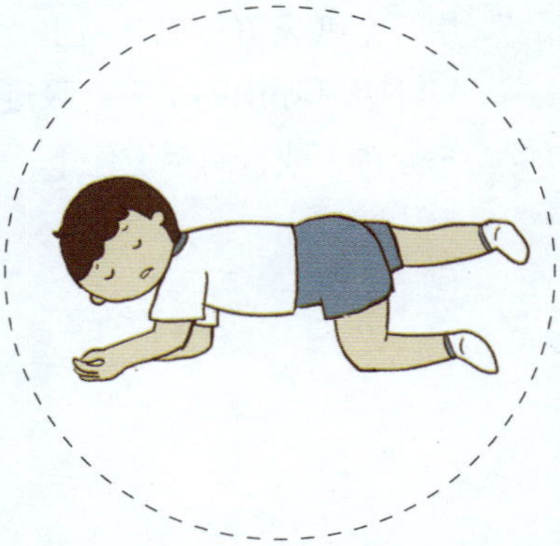

4 如果他仍有呼吸，将他摆成恢复体位。

注意事项

- 1 ~ 5 岁的儿童，父母平日应注意不要给其喂食可能导致窒息的整颗圆粒形食物，如花生、瓜子、蛋黄、桂圆、葡萄、枣、荔枝等。
- 在儿童进食时，避免逗玩，哭闹时不要进食或喂药。

呃逆

呃逆是膈肌和肋间肌等辅助呼吸肌的痉挛性不随意挛缩，伴吸气期门突然闭锁，空气迅速流入气管内，发出特异性声音。呃逆频繁或持续24小时以上，称为难治性呃逆，多发生于某些疾病。

【急救方法】

1 让患儿坐直，屏住呼吸，时间尽可能长一些，反复憋气，直到呃逆停止。

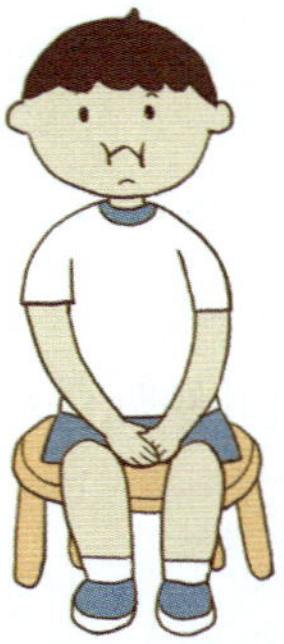

2 用一个纸袋罩在患儿脸上，让患儿反复呼吸其呼出的空气，吸进、呼出约一分钟，或直到呃逆停止。

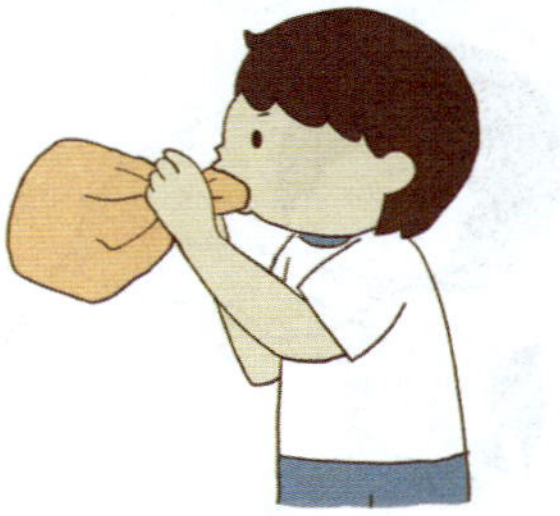

注意事项

- 大一点的儿童可以通过喝水或饮料来止住呃逆。
- 如果呃逆持续数小时未得到缓解，就要去医院了。因为长时间的发作会引起焦虑、疲劳、疼痛等症状。

哮喘

哮喘是一种严重影响小儿身心健康的最常见呼吸道疾病，常表现为：呼吸困难，常伴有咳嗽；呼气时发出哮鸣音；不适及焦虑；呼吸困难引起的疲乏；面部及口周围青紫。

【急救方法】

1 确保房间通风而没有烟雾，帮助你的孩子放松，让他坐下，双手搭在桌子上；或是坐在你的大腿上，安慰他，因为他很惊恐。

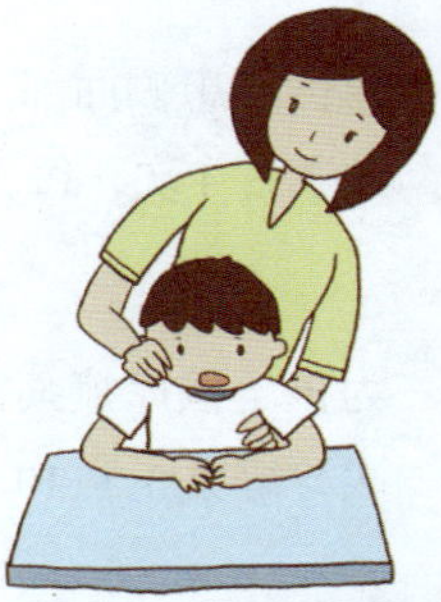

2 各种各样的吸入药物疗法应有尽有。在家里，让孩子学会如何使用，以便发作时，他会自己使用。

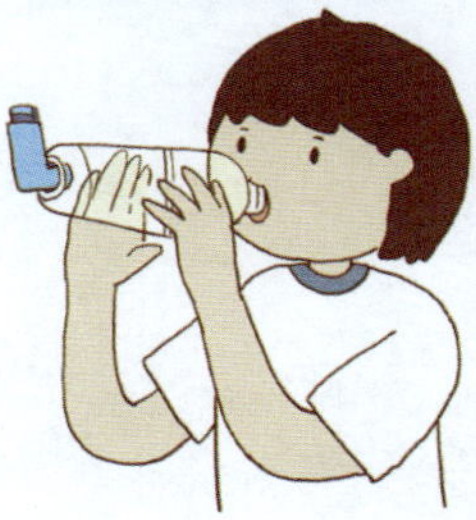

注意事项

- 如果你的孩子平时用吸入药物治疗，发作时就使用它。谨慎地按指导进行治疗，病情会得到缓解。
- 如果无效，打电话叫救护车或送小孩到医院治疗。

小儿面瘫

面瘫是以面部表情肌群运动功能障碍为主要特征的一种常见病，一般症状是口眼㖞斜。面瘫是一种常见病、多发病，它不受年龄限制。

【急救方法】

1 急性期患侧面部用湿热毛巾外敷，每天 3 ~ 4 次，每次 15 ~ 20 分钟。

2 为孩子按摩瘫痪的面肌，每日 3 ~ 4 次，每次 3 ~ 10 分钟。

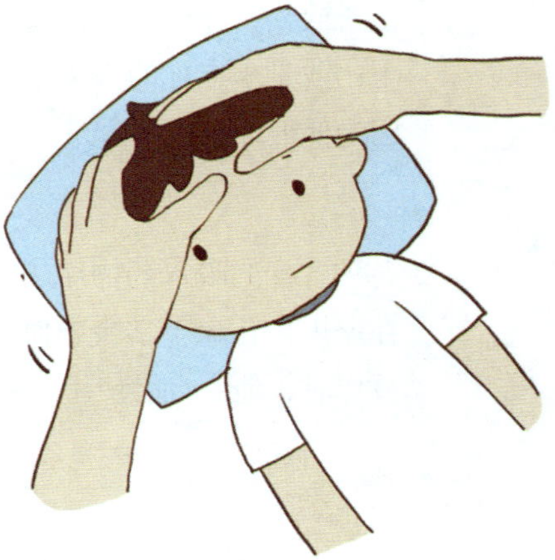

注意事项

- 让患儿适当休息，面部要持续保暖。
- 服用强的松要严格按医嘱执行，不可随意增减药量，并注意观察有无不良反应。
- 给予营养丰富、易消化的软食，忌食刺激性食物。

小儿肺炎

小儿肺炎是临床常见病，四季均易发生，以冬春季为多。如治疗不彻底，易反复发作，影响孩子发育。

【病情判断】

1 小儿肺炎起病急，寒颤、高热、胸痛、咳嗽、咳痰，初为少量黏液痰，后逐渐转为铁锈色痰。

2 病变广泛者可有气急、发绀，部分患儿有恶心呕吐、腹胀、腹泻和黄疸。

3 严重者可有嗜睡、神志恍惚、烦躁不安、谵妄或昏迷，甚至休克等。

【急救方法】

1 有喘憋、呼吸困难、发绀的患儿，要尽早给予吸氧。

2 有发热迹象的患儿应给予退热药。

3 患者出现重症表现，应尽快送医院治疗。

4 在途中将患者取置于半卧位或头侧位，并保持安静和呼吸畅通。

注意事项

- 传染病流行的季节不带孩子到公共场所去游玩，不要让孩子接触已感染的儿童和成人，天气变化时要为孩子适时增减衣服。
- 平时孩子要去户外活动，多晒太阳，室内空气要新鲜、流通。
- 要积极预防佝偻病、贫血、营养不良、微量元素缺乏等病症。这些病例与肺炎的发生发展有密切关系。

发热

当体温超过正常值即37℃时，表示发热了。通常是由于感染引起的。如果你的孩子伴随有剧烈的头痛，易引起脑膜炎。中度的发热对身体损害不大，但如果体温超过40℃，就会很危险。

【发热的诊断及其并发症】

1 诊断

体温升高；面色苍白，发冷，出皮疹；寒颤随着病情发展则出现；皮肤灼热、潮红；全身酸痛；出汗；头痛。

2 并发症

（1）脱水及酸碱平衡紊乱。

高热容易造成脱水，也因服退热药大量出汗时体内丧失水分。脱水不仅使退热困难，还会影响新陈代谢和血液循环，发生酸中毒等。同时血中钠浓度升高，血液高渗，患儿会发生口干口渴、烦躁不安甚至说胡话或抽搐，热度不仅不退且会更高，可能会发生低钠血症，多见于平时有营养不良的婴幼儿。

（2）热性惊厥。

有些患儿发热时可发生抽搐，多发生于高热骤起之时，一次发热一般发作一次，很少超过2次以上，只要抽搐时间不长，处理得当，对孩子健康影响不大。

（3）脑水肿。

当体温超过41℃时，体内蛋白质会发生分解，可引起脑水肿而致病儿死亡或留下脑病后遗症。因此，孩子出现40℃以上高热时必须紧急处理。

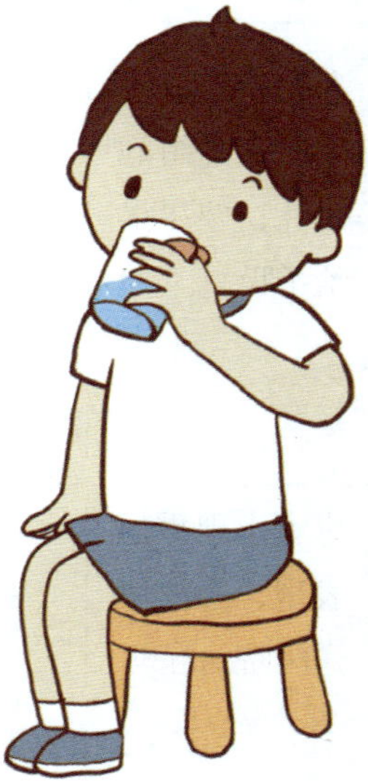

【急救方法】

1

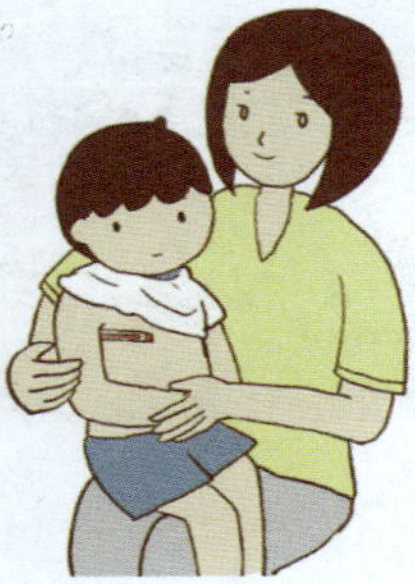

抬起手臂，将体温计的水银端夹在孩子的腋下；手臂贴紧胸部直到规定的时间。使用数字体温计比较方便。

2

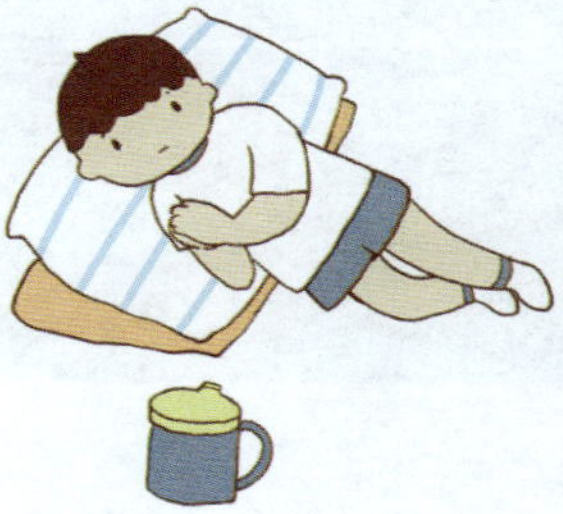

让孩子舒适地躺在床上或沙发上，但不要给她盖毯子。给他饮大量的水，帮助降温。

3

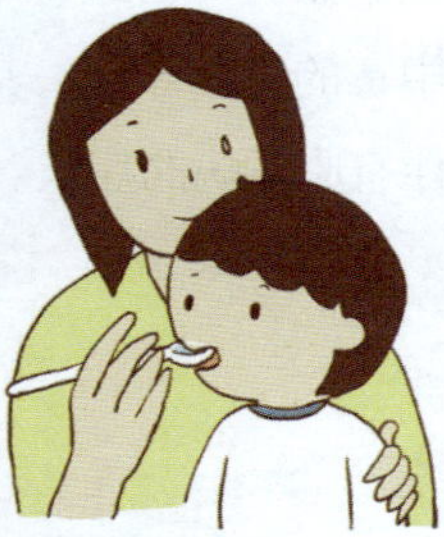

可以给孩子服用规定量的扑热息痛糖浆，帮助降温。

4

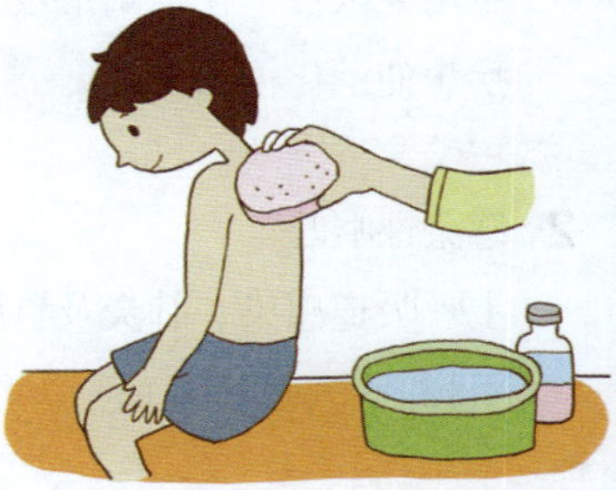

如果孩子的身体很热，用水自上而下擦拭他的身体。

注意事项

- 发热时请卧床休息，以利于恢复体力，早日康复。要注意补充水分，发热时体内水分的流失会加快，因此在可行范围内宜多饮用开水、果汁及不含酒精或咖啡因的饮料。
- 尽量避免穿过多的衣服或盖厚重的棉被，因为这样会使得身体散热不易，加重发热的不适与严重度。

呕吐

呕吐是小儿时期常见的临床症状，不同年龄、不同疾病均可引起呕吐。遇到孩子出现呕吐不要惊慌，观察病情，正确护理。

【主要病因】

1 消化道梗阻性呕吐

可由先天性消化道畸形或某些后天性疾患使消化梗阻所致。

2 感染性呕吐

上呼吸道感染、肺炎及胃肠道的感染引起。

3 中枢神经系统疾病引起的呕吐

各种脑炎、脑膜炎、脑出血、脑肿瘤及颅内高压。

4 营养及代谢性紊乱

婴儿脚气病、尿毒症、代谢性酸中毒、糖尿病酮中毒。

5 临床表现

呕吐仅是一种症状，给患儿带来很大痛苦。呕吐前面色苍白、上腹部不适（幼儿常说腹痛）、厌食、进食进水均吐。突出物有时从口和鼻腔喷出。呕吐严重时，患儿出现口渴尿少，精神萎靡不振，口唇红，呼吸深长，脱水酸中毒的临床表现。其病因多样，同时伴有原发病的症状。

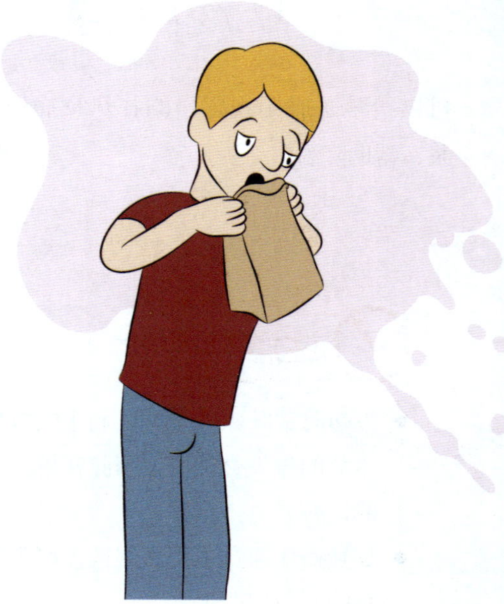

【急救方法】

1

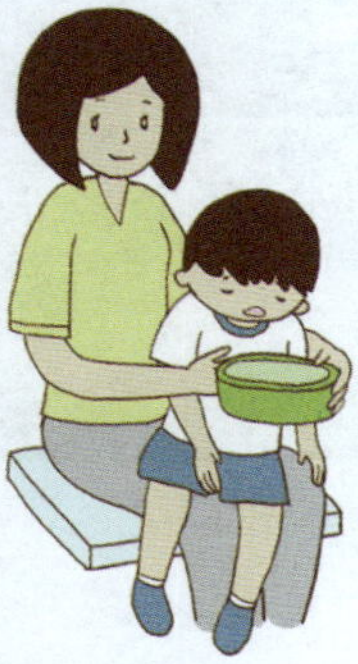

抱住孩子，用一只盆或碗放在下面，当他呕吐的时候,用你的手抱住他的上身，不断地安慰他。

2

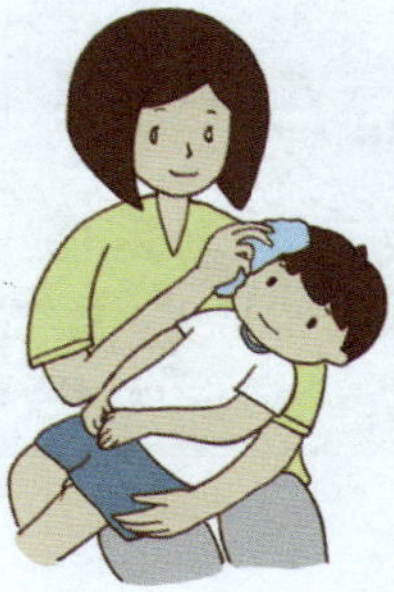

当他呕吐停止时，用海绵或毛巾浸温水后拧干，擦干净他的脸和唇边。

3

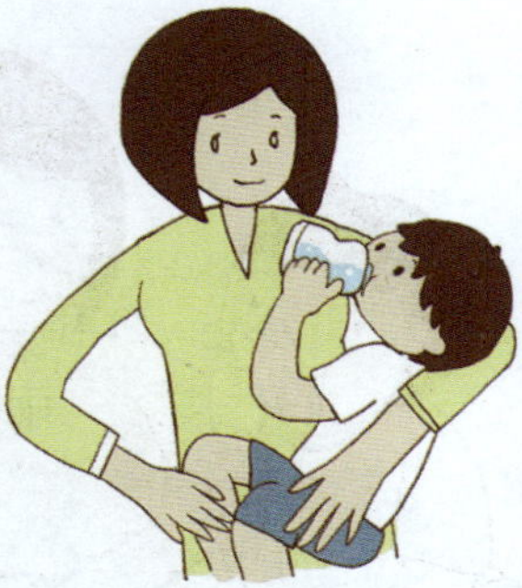

给他喝水以补充丢失的体液，并可去掉难闻的气味，鼓励他慢慢将水喝完。

4

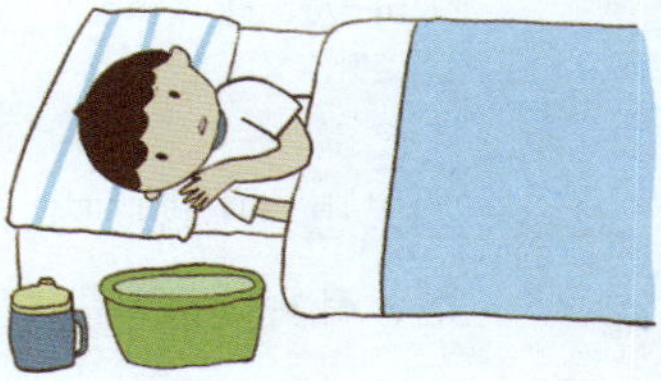

如果他愿意，就让他安静地卧床休息。在他旁边准备好盆子和干净的水，以备再次呕吐时使用。

注意事项

- 如果孩子还是呕吐不止，就得送去医院诊治了。
- 平时注意饮食卫生，不吃脏的、腐败的食物。
- 加强体育锻炼，增强身体抵抗力，防止病毒及细菌的感染。

急性喉炎

急性喉炎是喉黏膜的急性炎症病变，常继发于急性鼻炎、鼻窦炎、急性咽炎，为整个上呼吸道感染的一部分，也可单独发生。

【急救方法】

1 可用庆大霉素 8 万单位和地塞米松 2 毫克，加入 20 ~ 50 毫升生理盐水，雾化吸入，每天 1 次，可迅速改善声嘶症状，缩短病程。

2 如果患者出现咳嗽，可给予口服镇咳剂，减轻疼痛。

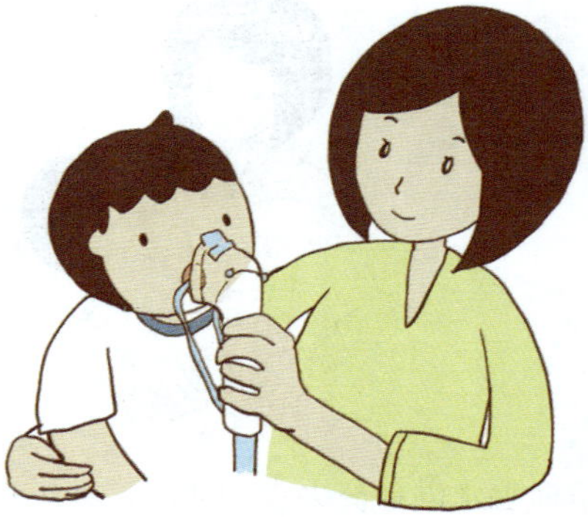

注意事项

- 病情较重的患者，应到医院接受注射治疗。
- 平时加强户外活动，多见阳光，增强体质，提高抗病能力。
- 在感冒流行期间，尽量减少外出，以防传染。生活要有规律，饮食有节，起居正常，避免着凉。
- 小儿急性喉炎可引起呼吸困难，不能掉以轻心。一般建议住院观察。

急性腹泻

患儿排便次数增加、粪便稀薄不成形或带脓血样者都称为腹泻。引起急性腹泻的原因很多，但以急性肠道感染、中毒及过敏性因素等最为常见。

【急救方法】

1 如果接触了有毒物质，或进食了可能致病的食物，则应该立即停止，最好卧床休息。

2 急性腹泻最常见的症状就是脱水，因此，液体的补充对矫正脱水是非常重要的，最好在温热开水中加少量的食盐再饮用。

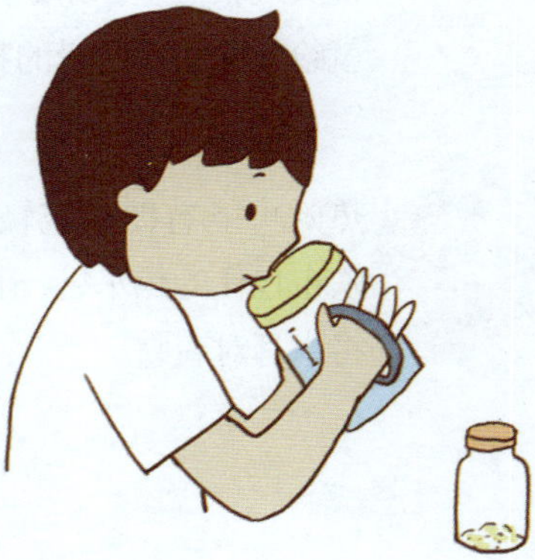

注意事项

- 夏日腹泻多是由细菌引起的，最好不要滥用抗生素治疗。抗生素不但可以灭病原微生物，也会影响人体的正常菌群，急性腹泻有可能因此转为慢性腹泻，治疗起来得不偿失。
- 还有些腹泻是由病毒或寄生虫引起的，抗生素对这些腹泻也毫无效力。而且腹泻是一种自然性疾病，一般 1 周左右就能自愈。

中耳炎

中耳炎是中耳鼓室黏膜的炎症，是由普通感冒或咽喉感染等上呼吸道感染所导致的疼痛并发症。儿童得了中耳炎，要注意护理，以免影响听力。

【急救方法】

1 使孩子处于舒适的半坐位，背后垫有枕头或软靠垫。如果平卧时，耳痛加剧，就给他服用规定量的扑热息痛糖浆。

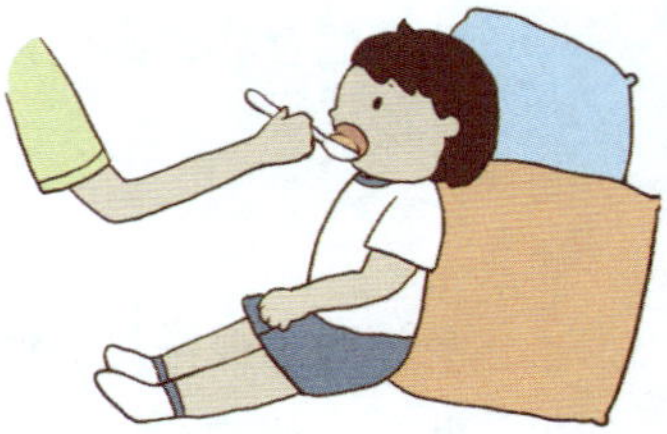

2 热敷可能有助于减轻疼痛。准备一个软布包住的热水袋，让孩子趴在上面，将患耳对着它。

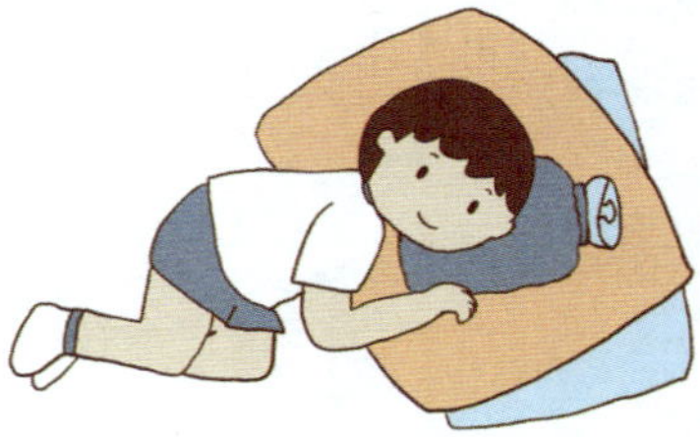

注意事项

- 如果疼痛仍未缓解，或有分泌物从耳内流出、发热，或听力丧失，立即带孩子到医院接受治疗。
- 注意护理，平时避免水进入耳朵，忌吃辛辣刺激的食物。

牙痛

牙痛是口腔疾病的常见症状之一，无论是牙齿或牙齿周围的疾病都可以引起牙痛。掌握必要的应急方法，可减轻一时的疼痛。

【急救方法】

1 预先和孩子的牙医约定时间，与此同时，给她服用规定量的扑热息痛糖浆。

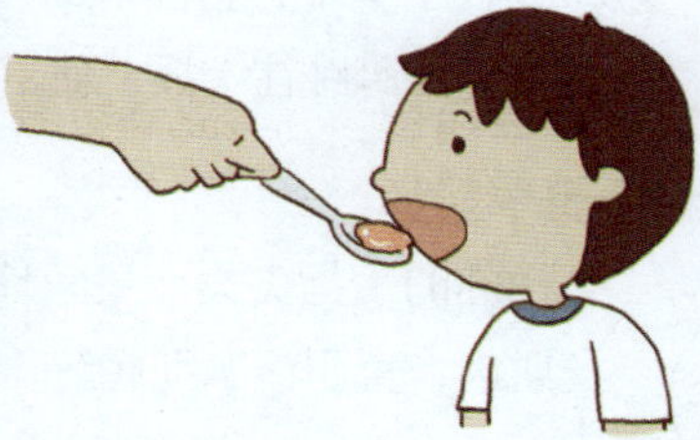

2 如果平卧不能减轻疼痛，就用枕头或软靠垫将她头部垫高。用由软布包裹的热水袋热敷面颊可减轻疼痛。

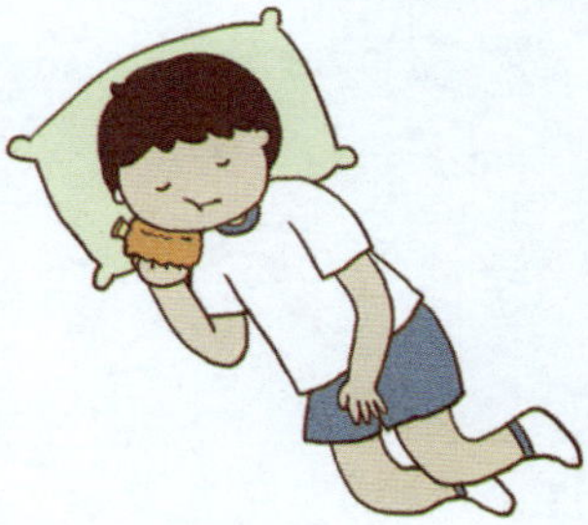

注意事项

- 止痛不等于治疗，当用上述方法不能止痛时，应及时到医院进行治疗。
- 牙齿重在保健，防止牙痛的关键在于保持口腔卫生，所以要养成早晚刷牙、饭后漱口的好习惯。

抽搐

抽搐是不随意运动的表现，是神经－肌肉疾病的病理现象，表现为横纹肌的不随意收缩。临床上常见的有惊厥、强直性痉挛、肌阵挛、震颤、习惯性抽搐等，按摩和牵拉抽搐的肌肉可以减轻抽搐。

【急救方法】

1 让孩子坐下，抬高他的腿部，伸直患腿，将脚趾往上扳，使足部弯曲。

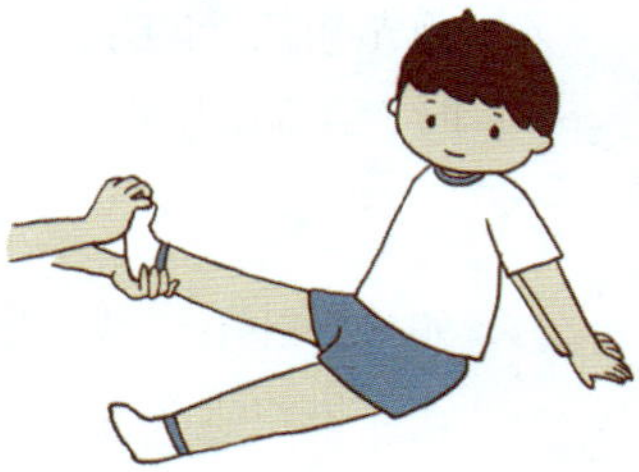

2 用你的手指尖柔而果断地按摩抽搐的肌肉，直到痉挛彻底解除。

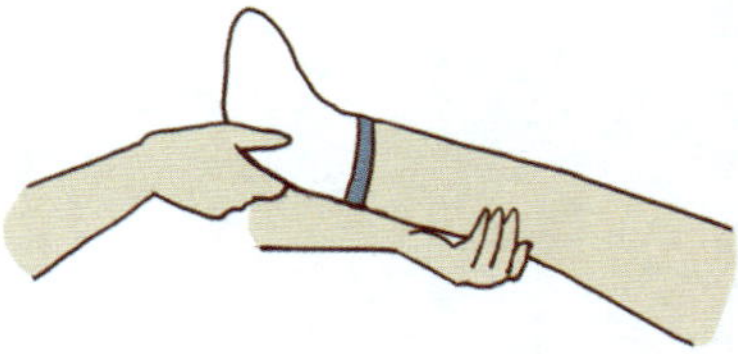

注意事项

- 注意饮食，驱寒保暖。多吃些肉类、鸡蛋、甜食，适量摄入脂肪、蛋白质等物质，以增加体内热量，可有效减少抽筋。
- 运动适度。运动量少的时候会出现抽筋，因此在做某项运动前，一定要做足够的热身运动和适应性的锻炼。

痱子

痱子是夏季或炎热环境下常见的表浅性、炎症性皮肤病。痱子是由汗孔阻塞引起的，多发生在颈、胸背、肘窝等部位，儿童可发生在头部、前额等处。生了痱子后剧痒、疼痛，有时还会有一阵阵热辣的灼痛等表现。

【急救方法】

1 让孩子到阴凉的房间里坐下，脱掉衣服，用凉水由上而下擦拭他的身体。

2 用柔软的浴巾擦拭到半干时，涂上炉甘石膏。

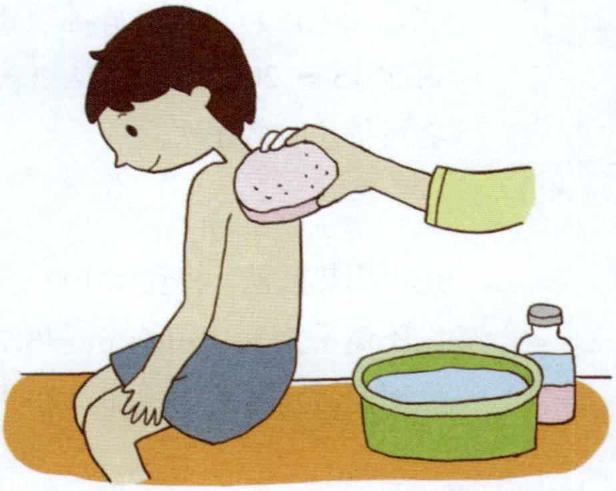

注意事项

- 保持皮肤清洁。预防痱子要讲究卫生，勤用温水洗澡，保持皮肤清洁干燥，使汗孔开张通畅，洗后可涂抹爽身粉。
- 合理选择衣物。建议给孩子穿宽松、吸水和通风感好的棉麻制品，少穿化纤衣物，及时更换汗湿的衣服，保持皮肤清洁。

落枕

落枕或称“失枕”，是一种常见病，以冬春季多见。大多数落枕的疼痛一般持续 2 ~ 3 天，不做治疗亦可自己康复，如果希望尽快恢复，可做以下处理。

【急救方法】

1 一般落枕都属于急性损伤，多见局部疼痛、僵硬。可用冷敷的方法缓解疼痛，用毛巾包裹细小碎冰块敷患处，每次 15 ~ 20 分钟，每天 2 次，严重者可每小时敷 1 次。

2 还可用热敷法。将食醋 100 毫升加热，以不烫手为宜，用纱布浸热醋敷于疼痛部位，同时活动颈部，每日 3 次。

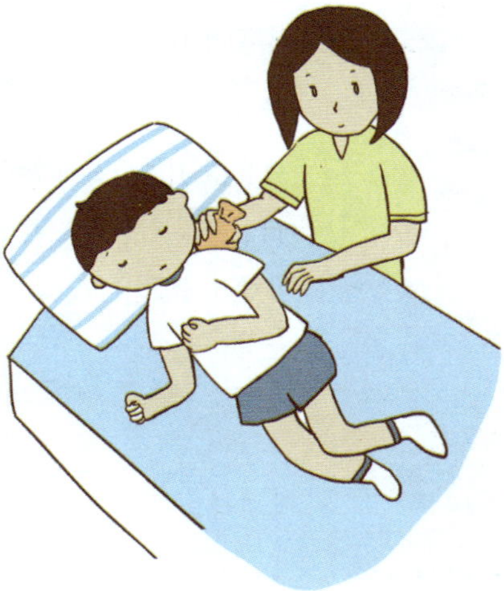

注意事项

- 孩子睡觉时要保持正确的睡姿，不要胡乱扭头，栽倒就睡。
- 枕头不要过高或过低，柔软度适中，保持颈部肌肉不要受到变形和压迫。
- 日常多做颈部运动能起到有效预防落枕的作用。

体温过低症

当体温下降时，可发生体温过低症；如果体温下降得很低，就会发生重度体温过低症，这将是很危险的。儿童发生这种情况，通常是在寒冷的天气里停留时间过长，或掉进冰水里引起的。

【急救方法】

1 如果孩子还能行走，给他洗一个热水浴，当他的肤色恢复正常时，扶他出来，迅速擦干身体，并用热浴巾或毯子包裹住。

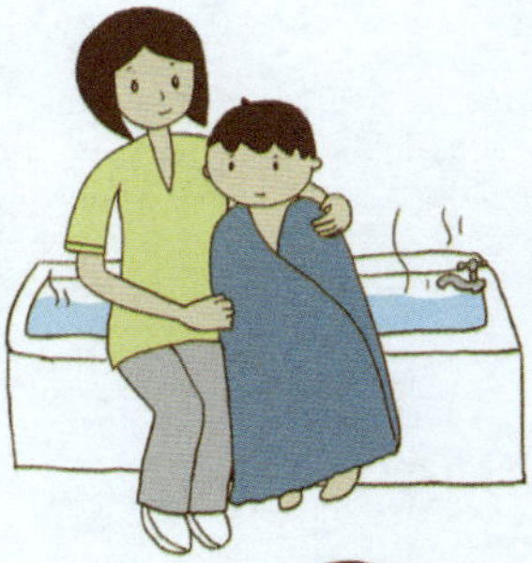

2 给孩子穿上温暖的衣服，并让他卧床休息。盖上厚毯子，给他戴上帽子。保证房间暖和，陪伴他。

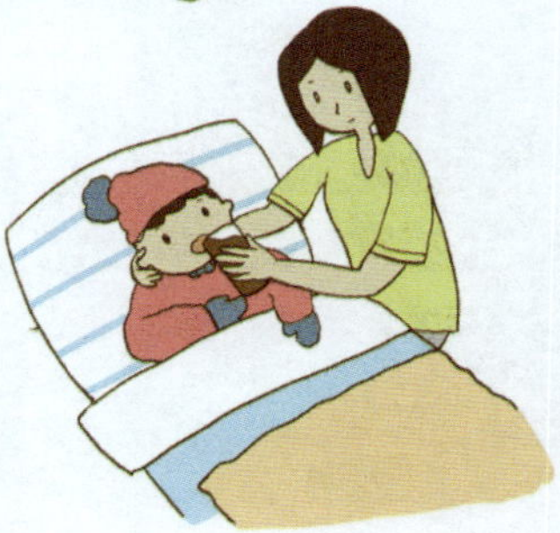

注意事项

- 不要让他独处，除非他的体温和皮肤颜色已经恢复正常。
- 不要将直接的热源，如热水袋贴近皮肤，必须给孩子逐渐复温。
- 给孩子水时，不要给凉水，可以给他喝热开水或热可可之类的热饮。

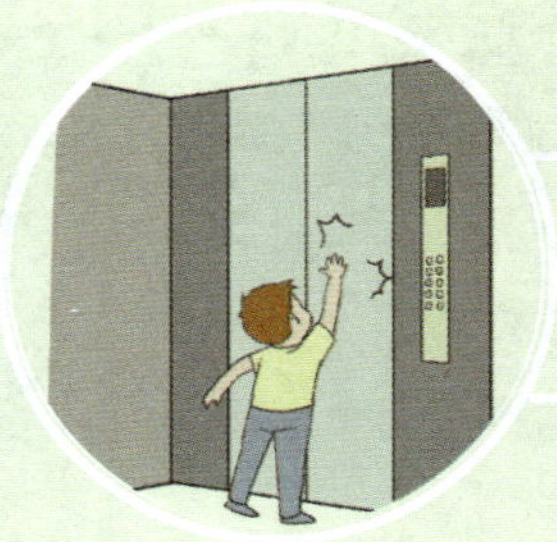

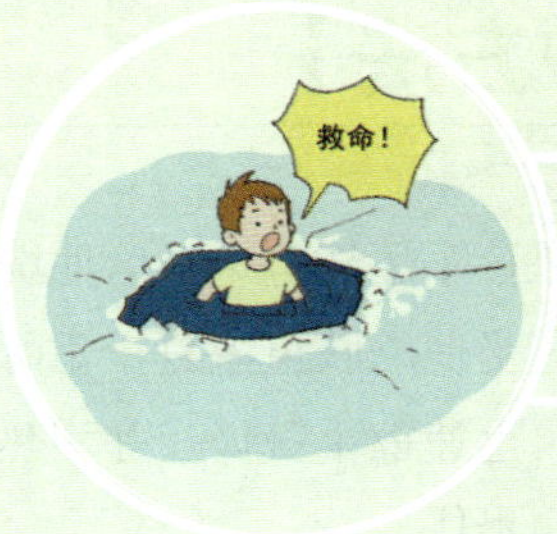
救命！

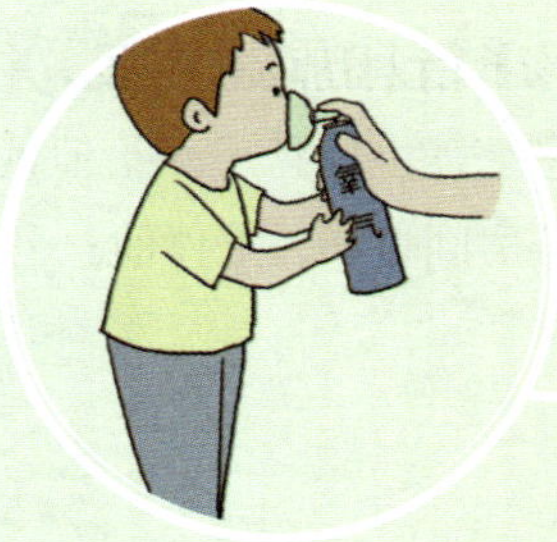
氧气

Part 5

交通、出行、旅游事故的儿童急救

在出行和旅途中发生不幸事故时，作为孩子的父母，紧急情况下，要保持冷静，应首先保证自己的生命安全，然后积极救护危难中的孩子。本章介绍了一系列在交通、出行、旅游中遇到的事故的急救方法，家长们可以学习并参考使用！

汽车轮胎爆裂

夏季随着气温不断升高，车辆爆胎的事故也随之增多。当与家人开车出去游玩时，遇上轮胎爆裂，不要慌张，做好应急措施，保障自己及家人的安全。

【急救方法】

1 不要惊慌，更不能急踩、猛踩刹车，要紧紧拉住方向盘，保持车辆的直线行驶。

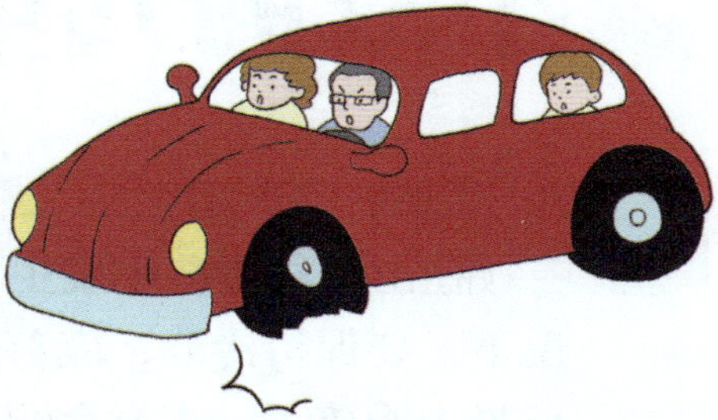

2 轻点刹车，让车辆减速，然后控制车辆慢慢向道路右侧靠边停车。

注意事项

- 平时要加强对轮胎的维护保养，保持车辆轮胎的气压在标准的范围内，杜绝轮胎低气压行驶和超速行驶。

汽车玻璃碎裂

汽车在高速公路行驶时，挡风玻璃若遭遇到碎石撞击，可能会破碎。但因大多数挡风玻璃是以强化玻璃为材质，所以当时不会马上掉落，只会出现颗粒裂痕。遇到此状况，在现场者应冷静，采取下面的应对措施。

【急救方法】

1 必须降低车速，并尽快驶离车道，同时保持镇定，不要突然转动方向盘，或过分用力制动。

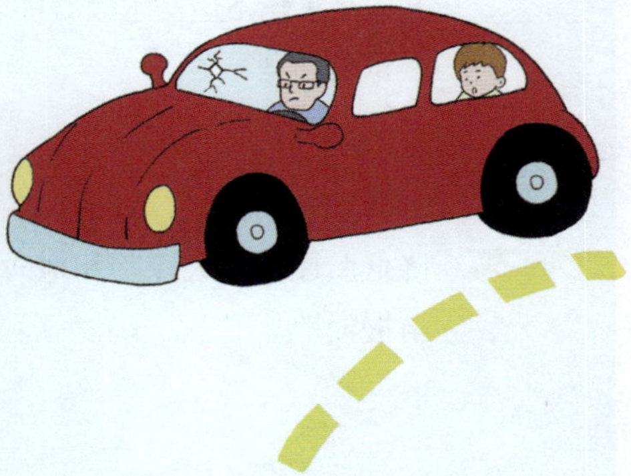

2 如有应急用的挡风玻璃，当然换上最好。若要在无挡风玻璃的情况下继续行驶，则要把碎裂的挡风玻璃敲下来并把所有车窗关紧之后才可开车。

注意事项

- 玻璃破裂后，不要加快车速，否则车内气压可能会把后窗玻璃压迫得飞脱出去。
- 若玻璃破碎情况严重，则应立刻减速慢行，停到路边，等待救援。

汽车陷入泥泞

雨天过后，道路变得泥泞不堪，尤其是一些土路，很容易形成一个个陷阱，当汽车在这样的路上行驶时，一不小心就很容易陷入泥泞中。但是不必慌张，掌握了一定的自救技巧，将车及时从泥泞土路中脱救并非一件很难的事情。

【急救方法】

1 当两侧车轮都打滑，整个车辆陷在泥泞路面时，可以用自带的千斤顶把车辆撬起，在车轮下垫上木板石块之类的物品，再试着启动车辆。

2 如果没有千斤顶，就给打滑车胎放气，降低胎压，加大轮胎和地面的摩擦力，再慢慢地开出去，车轮一般不会再打滑。

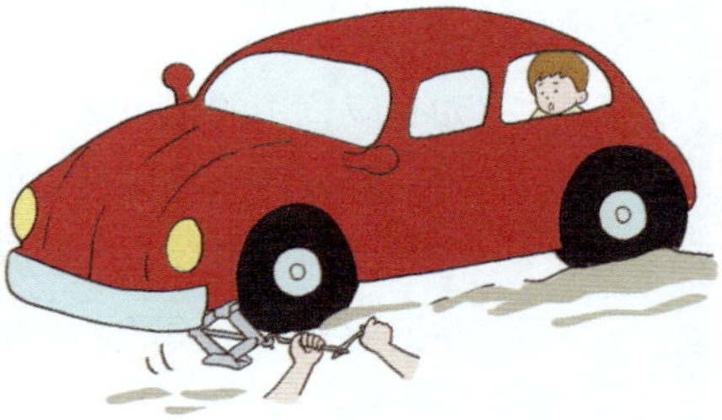

注意事项

- 不能随意换挡，应该尽量中低档行驶，否则有可能因为阻力过大而停下来，车子一旦陷入泥泞中，便很难再继续前进。
- 遇到泥泞道路，先下车检查路况，再慢慢通过。
- 如果陷入泥泞，不要一直空转打滑，尽快想办法脱离。

掉下地铁站台

乘坐地铁时，若因拥挤或其他原因而掉下地铁站台是非常危险的。乘客若不小心掉下地铁站台后，看到列车已经驶来，万不可就地趴在两条铁轨之间的凹槽里，因为地铁和枕木之间没有足够的空间使人容身。

【急救方法】

1 若乘客坠落后看到有列车驶来，最有效的方法是立即紧贴里侧墙壁（因为带电的接触轨通常在靠近站台的一侧），在列车停车后，由地铁工作人员进行救助。

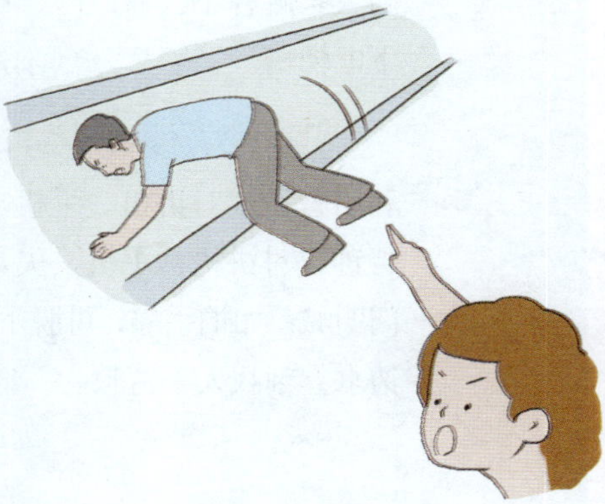

2 乘客若发现有人意外坠落，应赶紧大声呼救并向工作人员示意，工作人员将采取措施停止向接触轨提供电力并及时救助坠落者。

注意事项

- 注意使身体尽量紧贴墙壁以免列车刮到身体或衣物。
- 平时在去坐地铁或者等地铁的时候，不要只专注于玩手机而不顾前方，也不要在地铁列车附近嬉戏打闹。

被困电梯

电梯给生活在城市的人们带来了不少方便，但如果电梯坏了，受困者应适当了解自救方法以获得救援。

【急救方法】

1 保持镇定，并且安慰困在一起的人，向大家解释不会有危险，电梯不会掉下电梯槽。

2 利用警钟或对讲机、手机求援，如无警钟或对讲机，手机又失灵时，可拍门叫喊；如怕手痛，可脱下鞋子敲打，请求立刻找人来营救。

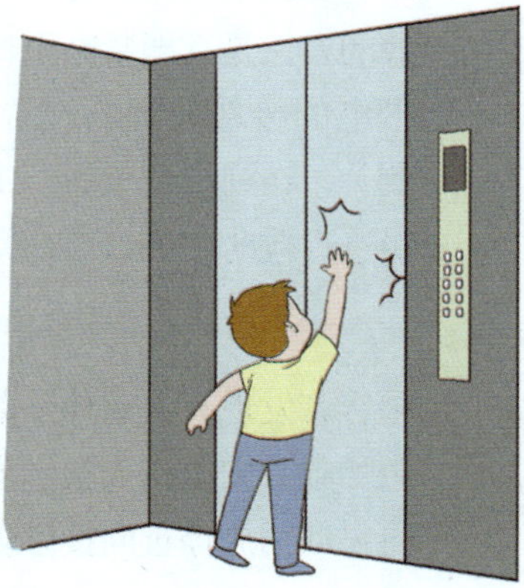

注意事项

- 深夜或节假日被困在商业大厦的电梯，就有可能几小时甚至几天也没有人走近电梯。在这种情况下，最安全的做法是保持镇定，伺机求援。
- 最好能忍受饥渴、闷热之苦，保住性命。注意倾听外面的动静，如有行人经过，设法引起他们的注意。如果不行，就等到上班时间再拍门呼救。

旅游晕动症

家庭成员在外旅游时乘车、坐船或坐飞机时，可能会出现头晕、恶心、呕吐等不适症状。这主要是因为有些人耳中调节人体体位平衡的前庭器官过于敏感。当车、船、飞机运行抖动时或某种刺激诱发，就会出现较强烈的生理反应。

【病情判断】

1 保持心情愉快，选择平稳的交通工具及颠簸小、通风好的座位。

2 如果过度饥饿、过量饮食和过度疲劳，不要乘车、船、飞机出行。

3 在太阳穴涂些祛风油或风油精，或者戴一个涂有这些药的口罩。

4 口含陈皮话梅、咸橄榄或嚼一把茶叶。

【急救方法】

1 恶心想吐时，找个地方尽量吐，吐得越干净，感觉就越好。

2 用冷毛巾敷在面部和胸部，可使症状缓解，告诉孩子让他把视线移向远方，凝视。

3 如果是乘船可调整卧姿；乘车时可以把座位换到车的前部；乘飞机时张口呼吸也可以减轻症状。

4 将鲜橘皮表面朝外，向内对折，对着鼻孔用手指挤压，皮中便会喷射出带芳香味的油雾，可缓解恶心。

注意事项

- 在乘坐交通工具时，不要看手机打游戏等，这样会加重晕动症状。
- 晕动症有时是心理在作祟，有些人很抗拒坐车、恐惧坐车，一看到车就有头晕作呕的条件反射，这个时候要克服自己的恐惧心理，告诉自己：“我是可以的！”

拥挤踩踏

在空间有限而人群相对集中的场所，如体育场馆、学校、商场、影院、狭窄的街道、楼梯等地，遇有突发情况，容易发生踩踏事件。

【急救方法】

1 任何情况下，都要首先听从救援人员的指挥，有序疏散。如果已处于混乱拥挤的人群中，要双脚站稳，一手搂住孩子，另一手抓住身边一件牢固物体（栏杆或柱子），但要远离店铺和柜台的玻璃。

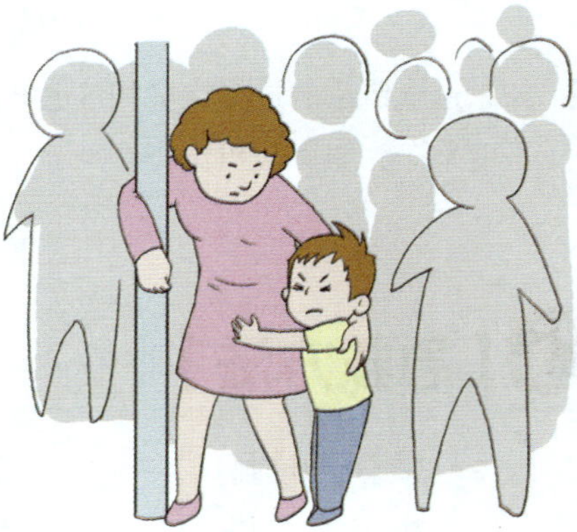

2 一旦被人挤倒在地，要设法靠近墙壁并面向墙壁，无法靠墙时，尽可能让身体蜷成球状，双手在颈后紧扣，保护好头、颈、胸、腹部，同时张大嘴呼吸。

注意事项

- 原地不动并非适合所有的情况，当现场救护人员指挥大家疏散，或没有可以抓附的物体时，可随人群前进，但千万不要逆人流前进。
- 进入通道未必是最安全的。在足球场、大型商场等地方，除了出入通道，还应该观察是否有其他的逃生途径。如体育场内最安全的地方是球场草地。

身陷沼泽、流沙

外出旅行时，不论在高地低地，都会有危险的沼泽和流沙。一不小心掉进去，可能丧命。特别是小孩，没有自救的意识，同行的家长一定要指引他逃离困境。

【急救方法】

1 行走过程当中一旦发觉孩子双脚下陷，应叫他立即把身体后倾，轻轻跌趟，并尽量张开双臂以分散体重，增大浮力。

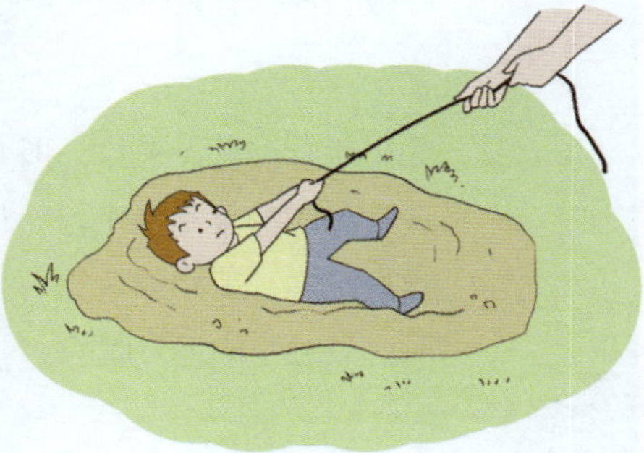

2 让孩子躺着不动，如果有长绳子，把它抛给孩子，把他拖出来。如果没有绳子，皮带、棍子也可以。

注意事项

- 告诉孩子不要乱动，乱动不但帮助不大，而且很快会筋皮力尽。
- 移动身体时一定要小心谨慎。每做一个动作都要缓慢进行，让泥或沙有时间流到四肢下面，快速地移动会使泥或沙之间产生空隙，把身体吸进深处。

掉进冰窟

冬天河水结冰，有些人喜欢行走在冰面上，甚至还会带着自己的小孩到冰面上玩耍。需要注意的是，在冰面上活动存在一定的安全隐患，弄不好会掉进冰窟，一定要小心。

【急救方法】

1 不要惊慌，保持镇定，特别注意保持呼吸，周围有人时要大声呼救。

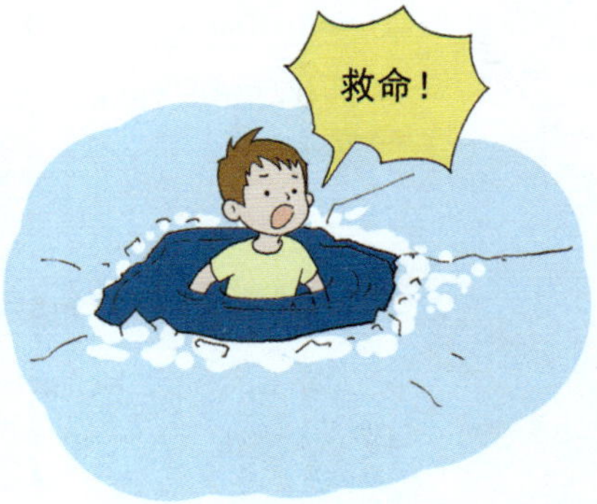

2 如果暂时没有人来救，可以用脚踩冰，使自己的身体尽量上浮，尽量使头部露出水面，要镇静观察，寻找冰面较厚、裂缝小的地方脱险。

3 如果有人来救援，救人者可将绳子、木棍等物伸给落水者，将其慢慢拉出。

注意事项

- 冬天最好不要在冰面上行走。
- 在冰窟中不要乱扑乱打，这样会使冰面破裂加大。
- 如发现有人落入冰窟，不要贸然进入水中营救，那样可能得不偿失。
- 回家后，第一件事是喝一大碗热姜汤，以驱走身体的寒意，防止重病的发生。

水草缠身

江、河、湖、泊靠近岸边或较浅的地方，一般常有杂草或淤泥，人们应尽量避免到这些地方去游泳。如果不幸被水草缠住或陷入淤泥该怎么办呢？

【急救方法】

1 保持镇静，采用仰泳方式（两脚伸直、用手掌倒划水）顺原路慢慢退回。或平卧水面，使两脚分开，用手解脱水草。

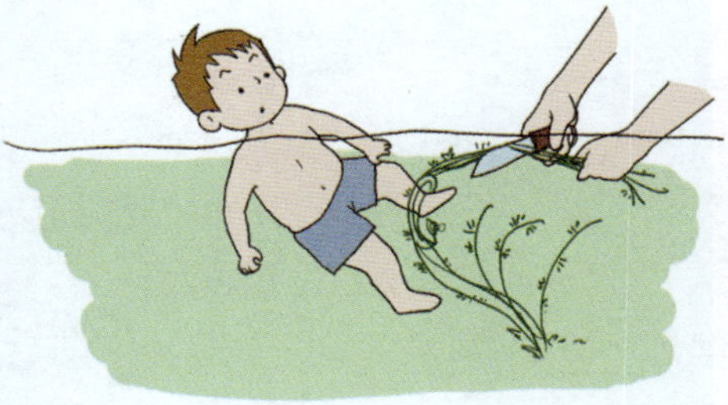

2 家长可寻找锋利的东西，把缠住孩子的水草割断，或像脱袜那样把水草从孩子的手脚上捋下来。

注意事项

- 切不可踩水或手脚乱动，否则会使肢体被缠得更紧，或在淤泥中越陷越深。
- 一旦自己无法摆脱时，应及时呼救。

高原反应

高原反应，即高原病，是人从低海拔地区到达高海拔地区后，身体为适应因海拔高度而造成的气压小、含氧量少、空气干燥等变化而产生的生理反应，由此而引发的一系列高原不适应症。

【急救方法】

1 最有效的急救处理是给氧，若有休克现象，应优先处理。

2 将患儿移至无风处，立即卧床休息，注意保暖，防止上呼吸道感染，同时严禁大量饮水。

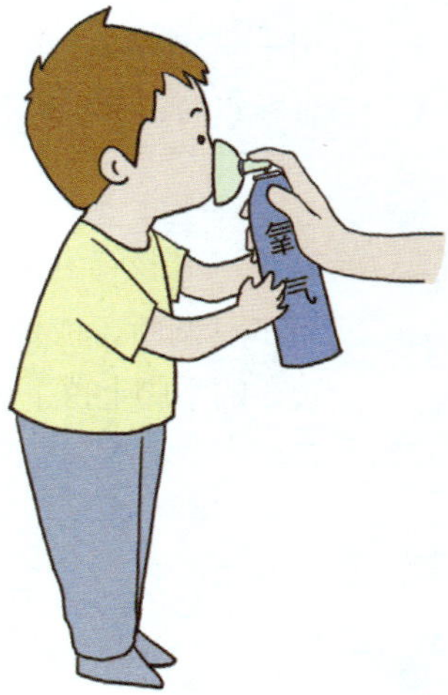

注意事项

- 若疼痛严重，可服用镇痛剂。
- 如仍不能适应，则需降低高度，直到患者感到舒服或症状明显减轻为止。
- 一般而言，出现高原反应的患者降低至平地后，即可不治而愈。

发生雪盲

紫外线眼炎，也叫电光性眼炎、雪盲症，是人眼受到电弧光或日光中强烈紫外线的照射或反射而临时失明的一种疾病。雪盲症经常发生在雪地，因为积雪对太阳光有很高的反射率。纯洁新雪面的反射率高达 95%，直视雪地如同直视阳光。

【病情判断】

1 通常在遭受强光照射 6 ~ 8 小时后，双眼同时发作，轻者仅感到眼睛不舒服，眼内有异物感，重者双眼剧烈疼痛，好像有沙子在摩擦，同时大量流泪、眼皮红肿、强烈畏光而不敢睁眼，然后视线里会出现粉红色，并逐渐加深，继而视力短暂消失。

2 发生雪盲后一般可在 24 小时至 3 天恢复，良好的环境能及时缓解雪盲的症状，但完全恢复需要 5 ~ 7 天。

【急救方法】

1 将伤者转移到光线微弱的地方，闭眼，躺下休息；尽量减少眼球的转动和摩擦。

2 鲜牛奶滴眼，每次 5 ~ 6 滴，每隔 3 ~ 5 分钟滴一次。使用的牛奶要煮沸冷透了才可用。

3 戴上眼罩或用干净的纱布、毛巾、手绢等盖住双眼。

4 用冰湿毛巾冷敷前额。不要热敷，高温会加剧疼痛。

注意事项

- 得过雪盲的人，不注意会再次得雪盲。再次得雪盲的症状会更严重，多次雪盲会逐渐使人视力衰弱，引起长期眼疾，严重时甚至永远失明。

遭野兽追击

野外旅行，如果遇到大型野兽时，千万不能自我放弃，应积极尝试自救。

【急救方法】

1 迅速强迫自己冷静下来，正视它的眼睛，让它看不出你下一步的行动，保持警惕，但不要主动发动攻击，这样会暴露自己。

2 不要背对它，在自然界中这样做等于表明自己是被猎者；面对对方，慢慢向后退，同时不能让它看出你想逃跑。如果它认为你不是食物，并且发觉你不会对它造成伤害，观察一下之后它就会离开。

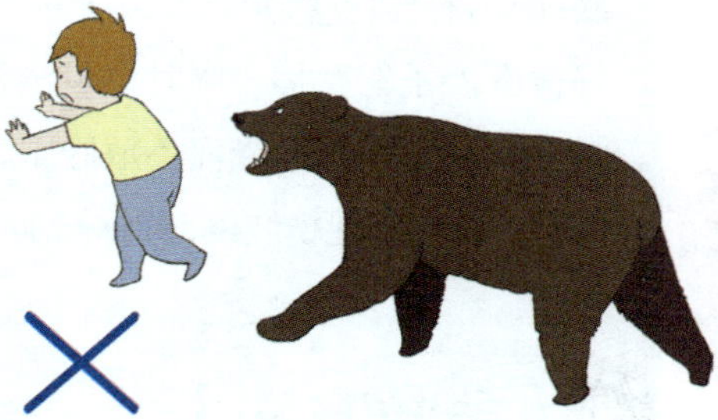

注意事项

- 后退时一定要以匀速慢慢地走，即使对方没有跟近也不要快跑，当你快跑等于表明自己是被猎者，这是野生动物的天下，它可以轻易地追上你。
- 如果它跟进则应立即停止后退。尽可能不要上树（除非它没有发现你，或者你自信后援小组能及时赶来），上树等于自断退路，兽类善于等待。

身陷漩涡

河道突然放宽、收窄处和骤然曲折处，水底有突起的岩石等阻碍物，有凹陷的深潭，河床高低不平等地方，都会出现漩涡。山洪暴发、河水猛涨时，漩涡最多。海边也常有漩涡，要多加注意。那么，一不小心身陷漩涡，如何自救呢？

【急救方法】

1 有漩涡的地方，一般水面常有垃圾、树叶杂物在漩涡处打转，只要注意就可早发现，应尽量避免接近。

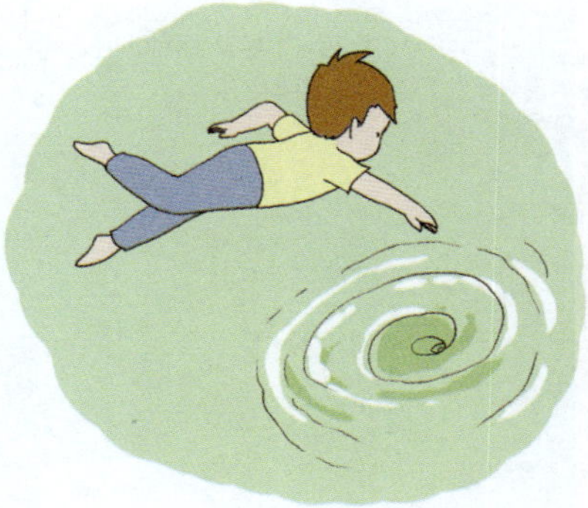

2 如果已接近漩涡，切勿踩水，应立即平卧水面，沿着漩涡边，用爬泳快速地游过。因为漩涡边缘处吸引力较弱，不容易卷入面积较大的物体，所以身体必须平卧水面，切不可直立踩水或潜入水中。

注意事项

- 当遇到漩涡的时候，不要慌张，冷静下来后，尽快让自己及孩子远离险境。

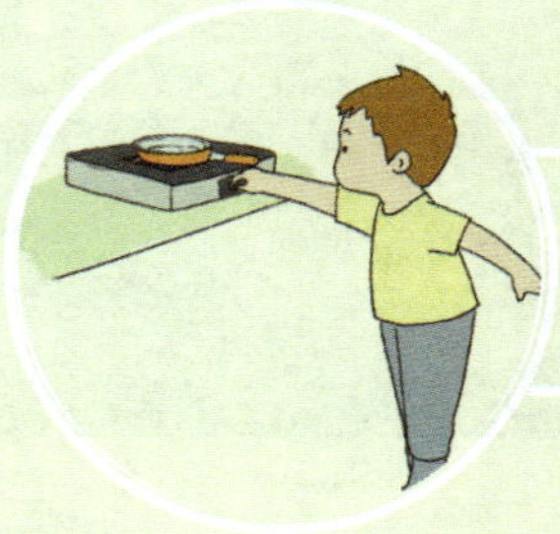

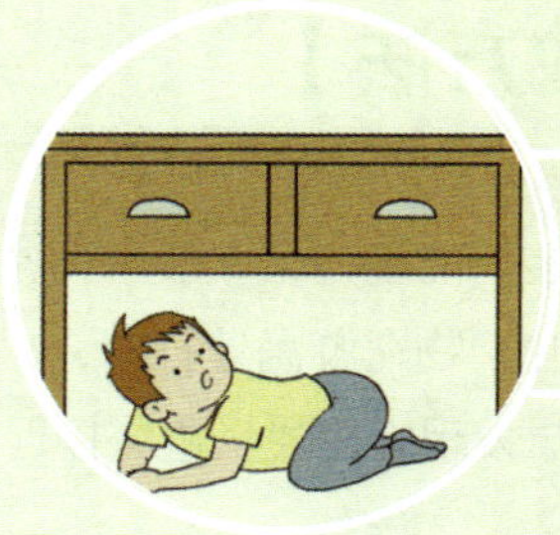

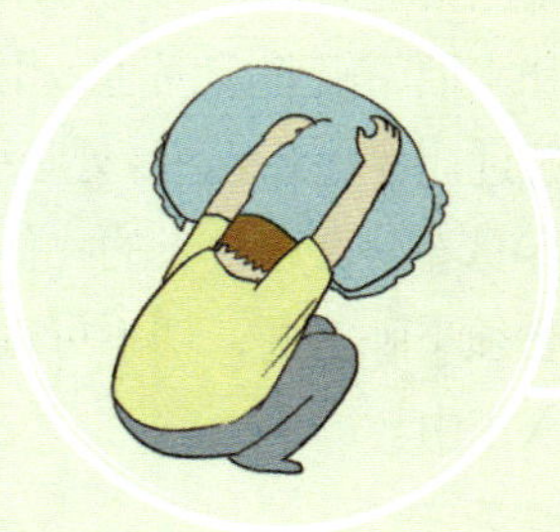

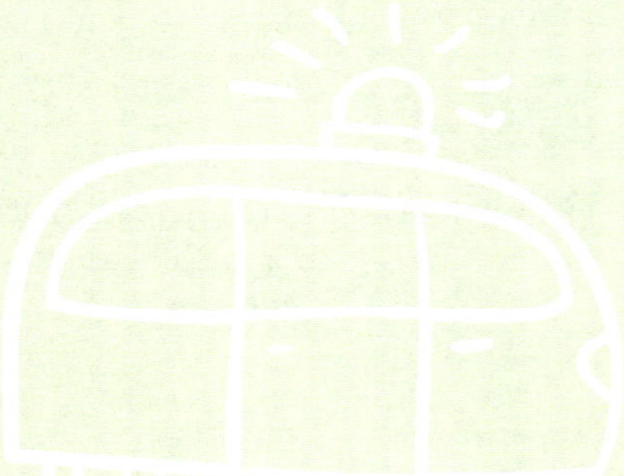

Part 6

突发灾难
的儿童急救

面对一些突发灾难，如地震、台风、海啸、火灾、雪崩，火灾、爆炸等，我们更应该学会一些逃生、急救的方法，保护好自己及家人、孩子。本章介绍了一系列突发灾难的儿童急救方法，希望家长们可以好好学习起来。

地震

地震造成的灾害往往非常突然和严重。虽然目前人类还不能完全避免和控制地震，但是只要能掌握自救互救技能，就能使灾害降到最低限度。

【震前征兆】

对于地震灾害，目前还不能够准确地作出预报。但长期的观察研究表明，地震前是会出现一些征兆的，能够提醒人们提高警惕。这些征兆主要是：

1 动物出现异常：
例如大量的蛇爬出洞来长距离迁移；家禽家畜不吃不喝，狂叫不止，不进窝圈；大量的老鼠白天出洞，不畏追赶；动物园里的动物萎靡不振，卧地不起等。

2 地下水发生异常：
例如镇区的枯井突然有了水，井水的水位突然大幅度上升或下降，井水由苦变甜、由甜变苦等。

3 出现强烈、怪异的地声：
如雷鸣、大炮或机器轰鸣、狂风呼啸、大树折断声，好似刮风，但树梢不动。持续几秒到几分钟。

4 出现明亮而恐怖的地光：
五光十色，呈片状、带状、柱状、球状等，亮如白昼；但树无影。持续几秒到几分钟。

5 有的人也有异常感觉：
地震发生前老人、儿童、患病者的感觉可能更加明显。

6 初期震动：
地震来临前，会有地面初期震动，人们可感到大地在“颤动”。

【室内避震】

1

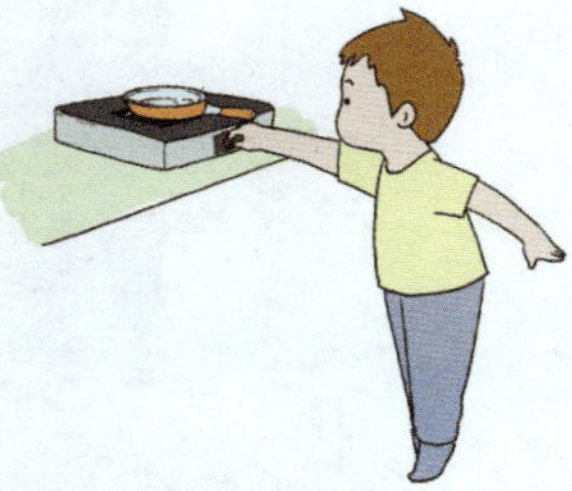

地震发生时，如果在户内，就呆在里面，如果来得及就关掉液化气、电源。

2

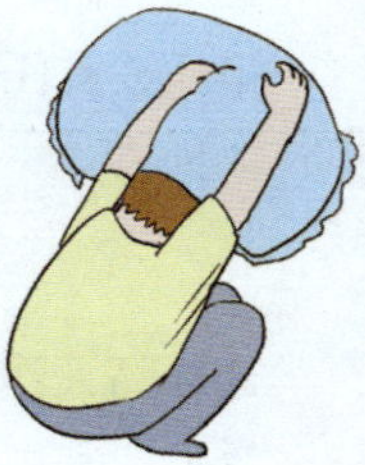

身体蜷曲成球形，用被褥、枕头、脸盆、双臂等物保护好头部。

3

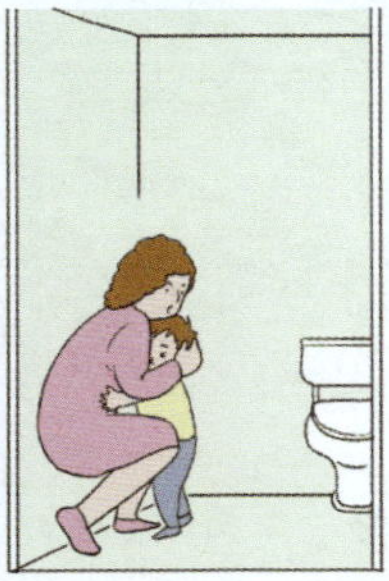

室内房屋倒塌以后，大块倒塌体与支撑物形成的三角空间，被称为避震空间或“安全岛”。例如，内墙墙角；厨房、卫生间、储藏室、有良好支撑的内部门道等开间小的地方。

4

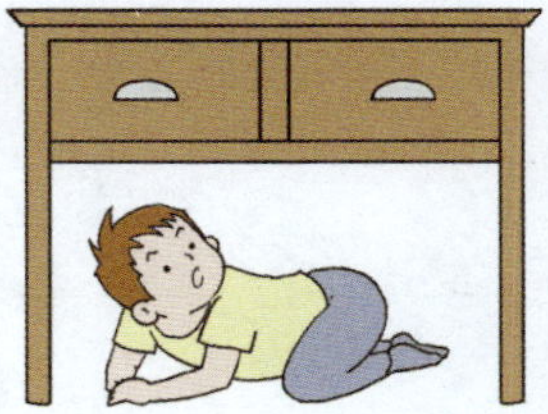

如果在平房里，迅速钻到床下、桌下等安全区域，等地震间隙再尽快离开住房，转移到安全的地方。

注意事项

- 如果地震后被埋在建筑物中，应先设法清除压在自己腹部以上的物体。
- 用毛巾、衣物捂住口鼻，防止烟尘窒息。
- 要注意保存体力，设法找到食物和水，尽量创造生存条件，等待救援。

【室外避震】

1 选择开阔、安全的地方。远离头顶有电线或有任何可掉落（如招牌、花盆）的地方。

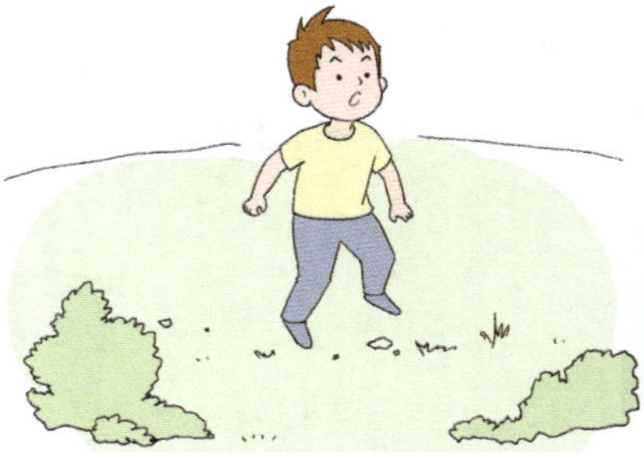

2 避开高大建筑物、烟囱、胡同、架空管道、高压线、变电器、桥梁、山坡陡崖、危岩滚石、河岸地带。

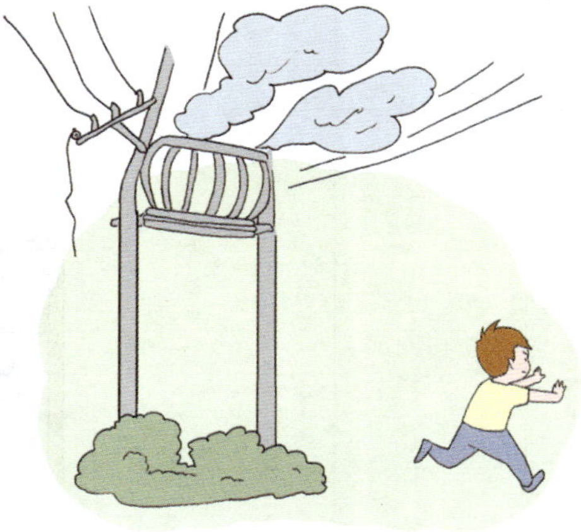

注意事项

- 如果已经准备到户外，就别返回建筑物内。首次地震使任何建筑都不太牢固，如果接着再发生小震，建筑物一般都会坍塌。
- 斜坡上的土石容易滑落，如果被数吨重的土块或岩石压倒（它们具有可怕的速度），很少有幸存的机会。

【学校避震】

1 如果是上课时发生了地震，不要惊慌失措，更不能在教室内乱跑或争抢外出；要听从老师或领导的安排，有秩序地离开课室。

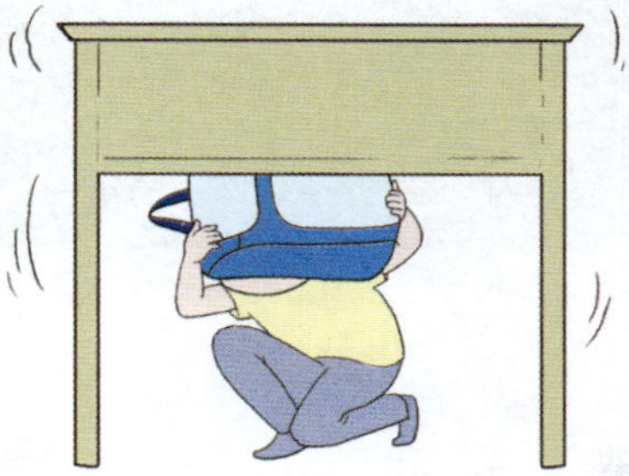

2 靠近门的同学可以迅速地跑到门外，中间及后排的同学则要尽快地躲到课桌下，用书包护住头部；靠墙的同学要紧靠墙根，双手护住头部。

注意事项

- 老师们应洞察现场，采取应有的措施，有组织性地撤离危险现场或地带，应由学生先行撤离，老师随后维护。

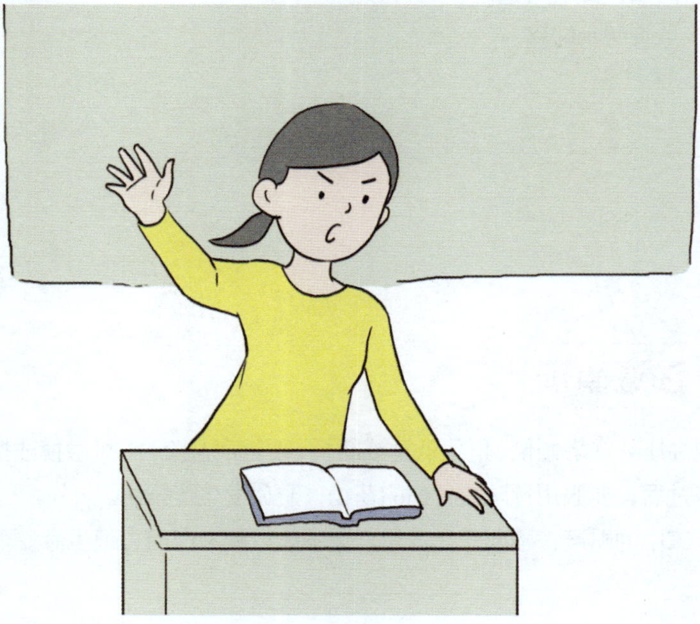

水灾

一个地区短期内连降暴雨，河水会猛烈上涨，漫过堤坝，淹没农田、村庄，冲毁道路、桥梁、房屋，这就是洪水灾害。发生了洪水，首先要积极自救。

【急救方法】

1 受到洪水威胁，如果时间充裕，应按照预定路线，有组织地向山坡、高地等处转移；在措手不及，已经受到洪水包围的情况下，要尽可能利用船只、木排、门板、木板等，做水上转移。

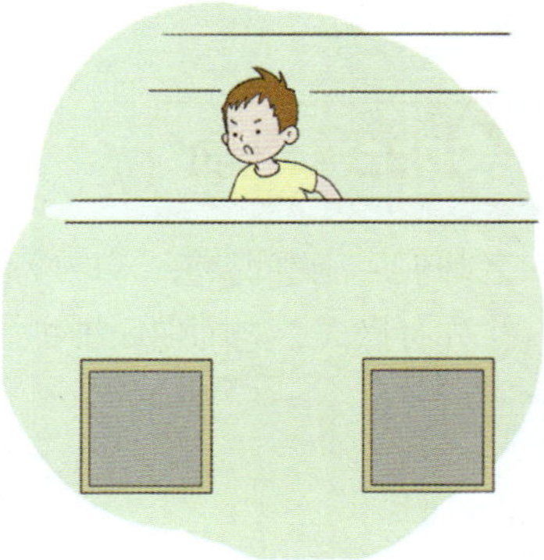

2 洪水来得太快，已经来不及转移时，要立即爬上屋顶、楼房高层、大树、高墙，做暂时避险，等待救援。不要单身游水转移。

注意事项

- 发现高压线铁塔倾倒、电线低垂或断折，要远离避险，不可触摸或接近，防止触电。
- 洪水过后，要服用预防流行病的药物，避免发生传染病。
- 对于家中的财产，不要斤斤计较，更不能只顾家产而忘记生命安全。

台风

台风是一个强烈的热带气旋。台风将到的前两三天，可以由若干现象来预测台风正即将来临：高云出现、雷雨停止、能见度良好、骤雨忽停忽落、风向转变、特殊晚霞、气压降低等。

【急救方法】

1 勿外出，关好门窗，取下家里悬挂易倒的东西；检查电路、炉火、煤气等设施是否安全。

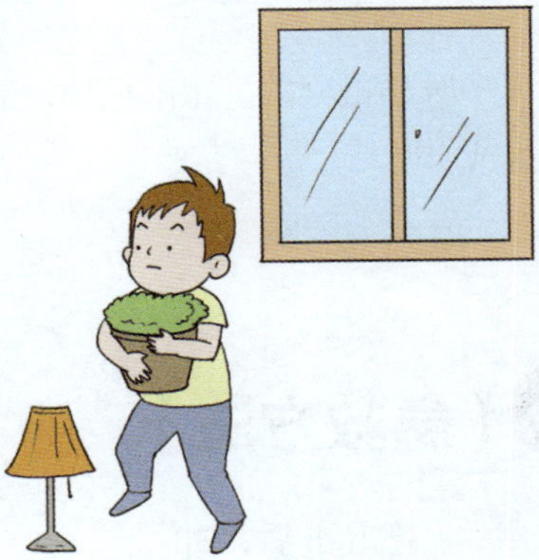

2 住在低洼地区和危房中的人员要及时转移到安全住所；遇到危险时，请拨打当地政府的防灾电话求救。

注意事项

- 沿海乡镇在台风来临前要加固各类危旧住房、厂房、工棚、临时建筑、在建工程、市政公用设施、吊机、施工电梯、脚手架、电线杆、树木、广告牌、铁塔等，千万不要在以上地方躲风避雨。
- 台风来临时，千万不要在河、湖、海的路堤行走，不要在强风影响区域开车。

雷击

当下暴雨且打雷的时候，和孩子刚好在外面来不及回家。此时要十分注意，避免被雷集中；如果很不幸被雷集中了，要赶紧采取急救措施。

【预防措施】

1 雷雨天气，如果在户外，要迅速除去自己及孩子身上的金属物件。

2 人多时尽量分散，跑向低地，离开高处或密叶林。

3 附近有小屋要进去躲，但不能靠墙。

4 在河中游泳时，立即上岸。

【急救方法】

1 遭雷击后，如果呼吸停止或呼吸微弱，立即做口对口人工呼吸，直至恢复自主呼吸。

2 如果心跳停止，立即做胸外心脏按压。

3 如果呼吸、心跳均停止，同时做人工呼吸和心脏按压，直至心脏功能恢复方可停止。

4 待伤者恢复呼吸和心跳后，应进行全身检查，如果体表有创伤，进行止血和包扎。

注意事项

- 雷雨天气，注意关闭门窗，室内人员应远离门窗、水管、煤气管等金属物体。
- 尽量不要拨打、接听电话，或使用电话上网，应拔掉电源和电话线及电视天线等可能将雷击引入的金属导线。

龙卷风

龙卷风是在极不稳定天气下由空气强烈对流运动而产生的一种伴随着高速旋转的漏斗状云柱的强风涡旋，它是大气中最强烈的涡旋现象，影响范围虽小，但破坏力极大。

【龙卷风预兆】

1 有浓厚的连续旋转的乌云。

2 在云层下的地面上，有旋转的尘土和碎片。

3 随着冰雹和雷雨，风向会不断地转变。

4 持久不断的隆隆雷声。

5 在掉落在地面上的电线附近，有明亮的、蓝绿色的火花。

6 盘旋的低云层。

【急救方法】

1 在野外遇上龙卷风，应向与龙卷风路径相反或垂直的低洼区转移、躲避，用手遮住头部。

2 遇到龙卷风，如果在家务必远离门、窗和房屋的外围墙壁。

3 在电杆倒下、房屋倒塌的紧急情况下，应及时切断电源。

4 当乘车或开车时遭遇龙卷风，应立即停车并下车到低洼处躲避，防止汽车被卷走，引起爆炸等。

注意事项

- 在室外时，切记不要躺在汽车或树附近，以免它们被龙卷风吹倒而砸到你和孩子。
- 躲避时记得避开所有的窗户，也不要躲在重物附近的地方，以免龙卷风破坏了房屋的结构，造成这些重物倒塌而被压到。

暴雪、冰雹

无论在野外还是城市中生活，突降暴雪或者冰雹都比较常见，虽然不一定会形成灾害，但也应注意保护自己。

【急救方法】

1 突然遇到暴雪、冰雹的袭击，一定要保持镇静，迅速寻找遮挡物。比如躲进室内、公交站牌下、屋檐下等，粗壮的大树下也可以暂时躲避。

2 如果附近什么也没有，应该采取户外安全避险姿势：半蹲在地，双手抱头，全力保护头部、胸与腹部不受到袭击。如果随身携带有包、文件夹，可以临时放在头顶，使危害减少到最低。

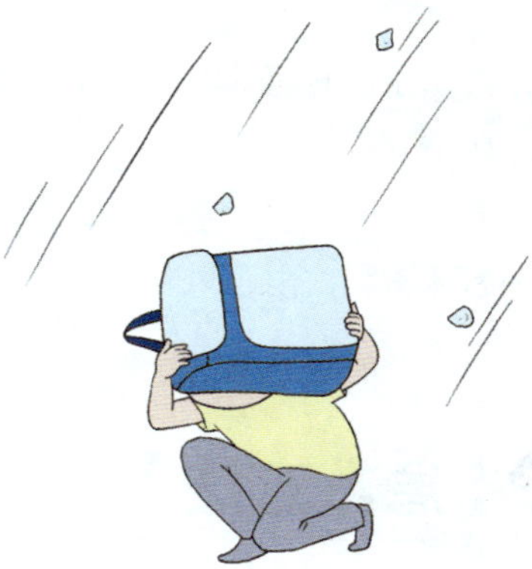

注意事项

- 要注意天气预报消息，如果正在下暴雨或冰雹，尽量不要外出，以免发生意外。
- 躲避时要远离照明线路、高压电线和变压器，以防发生触电的严重后果。
- 看到需要帮助的人，如小孩、盲人、老人时，快速冲过去帮助其躲避到安全地点。如果发现有人被砸伤，应立刻将其带入遮挡物下，进行相关急救，同时拨打报警电话寻求帮助。

雪崩

积雪的山坡上，当积雪内部的内聚力抗拒不了它所受到的重力拉引时，便向下滑动，引起大量雪体崩塌，人们把这种自然现象称为雪崩。

【急救方法】

1 雪崩发生时要朝着远离雪崩主流的方向快速滑行逃跑，注意保持平衡，不要摔倒；如果被卷入雪崩，要用手脚奋力推开雪，试图逃跑。

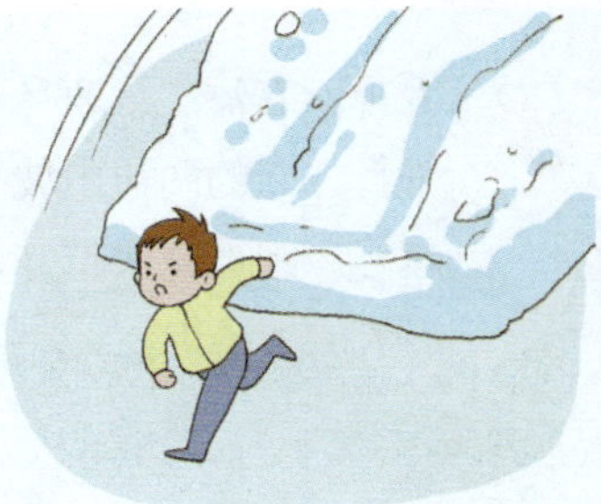

2 如果毫无抵抗地随着雪流下滑，会滑入很深的地方，此时要注意，碰到岩石或树木等物体的话，要紧紧抱住并大声呼救；尽量确保脸部周围有足够可以呼吸的空间。

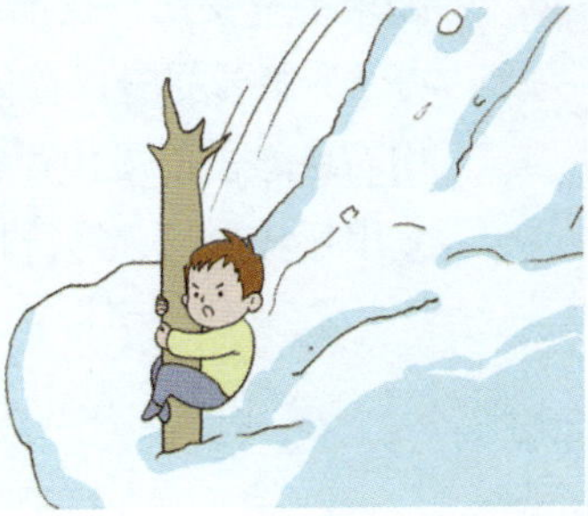

注意事项

- 逃生时，切勿惦记自己携带的物品，必要时，我们还要将拖累自己逃生速度的背包之类迅速抛弃！因为当前最要紧的事情，就是拯救你和孩子！
- 雪崩发生前没有预兆，但可以预防。例如：大雪、大雾、阴雨，突然升温等天气最好不要去滑雪。

泥石流

泥石流是山区沟谷中，由暴雨、雪融水等水源激发的，含有大量的泥沙、石块的特殊洪流。其特征往往突然暴发，在很短时间内将大量泥沙、石块冲出沟外，在宽阔的堆积区横冲直撞、漫流堆积，常常给人类生命财产造成重大危害。

【急救方法】

1 发现泥石流后，要马上向与泥石流成垂直方向的两边山坡上爬，爬得越高越好，跑得越快越好，绝对不能往泥石流的下游走。

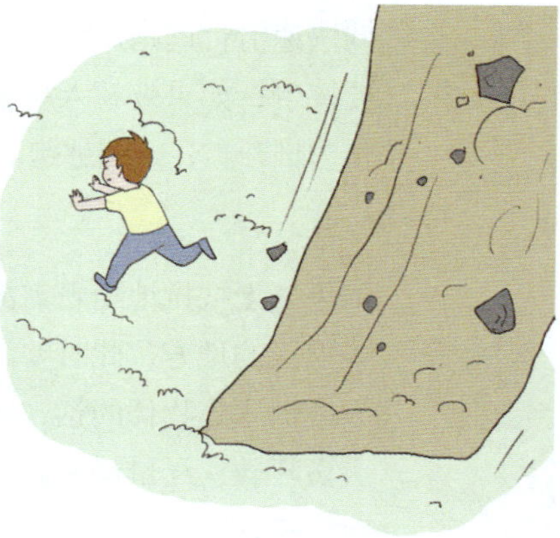

2 如果不幸受伤，找不到脱离险境的好办法，就要尽量保存体力，不要乱动，用石块敲击能发出声响的物体，向外发出呼救信号，等待救援人员到来。

注意事项

- 不要哭喊、急躁和盲目行动，这样会大量消耗精力和体力，
- 如果碰到因遭受泥石流、塌方、滑坡导致受伤的人，首先要将其受伤的部位固定下来，不要发生晃动，其次就是要想法包扎，避免流血过多，还要快速求援。

沙尘暴

一般而言，沙尘暴是指携带大量尘沙的风暴，多发生在沙漠或半干旱地区。人们容易出现眼部异物，易染呼吸道及肠胃疾病。

【急救方法】

1 沙尘暴天气出门，要注意携带口罩、纱巾等防尘用品，防止沙尘对眼睛和呼吸道系统造成损伤。

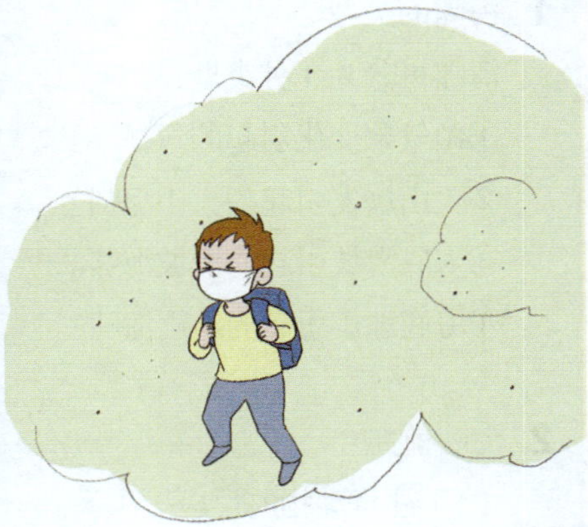

2 风沙过来时，立即转身背对风沙；不要在楼房、广告牌和老树、枯树下长期逗留，尽快离开。

注意事项

- 沙尘暴天气，房间内应保持一定的湿度。
- 沙尘暴天气，应尽量少骑自行车。在大风天气中，顺风或逆风不会对骑车人造成太大危险，但是侧风向时，很可能被刮倒。
- 轻型车在高速行驶时可能被大风掀起，要在车上放一些重物，或慢速行驶。

海啸

海啸是由海底激烈的地壳变化而引起的海洋巨浪。当海啸发生时，海水陡涨，突然形成几十米高的“水墙”，惊涛骇浪向陆地席卷而来，所到之处满目疮痍、一片狼藉，对人类的生命构成重大威胁。

【海啸的类型】

1 海啸的类型

海啸可分为 4 种类型：

①由气象变化引起的风暴潮。

②火山爆发引起的火山海啸。

③海底滑坡引起的滑坡海啸。

④海底地震引起的地震海啸。

2 海啸前兆

（1）注意动物的反应。

动物比人要敏感，当周围的动物出现反常的焦躁，就必须要警觉了。

（2）地震是海啸的“排头兵”。

如果感觉到较强的震动，就不要靠近海边，远离江河的入海口。如果听到有关附近地震的报告，要做好防海啸的准备。（注意：海啸有时会在地震发生几小时后到达离震源上千千米远的地方。）

（3）潮汐突然反常涨落。

如果发现潮汐突然反常涨落，海平面显著下降或者有巨浪袭来，并且有大量的水泡冒出，都应以最快速度撤离岸边。

（4）浅滩惊现大量鱼虾。

海啸前海水异常退去时往往会把鱼虾等许多海生动物留在浅滩，场面蔚为壮观。此时千万不要前去捡鱼或看热闹，应当迅速离开海岸，向内陆高处转移。

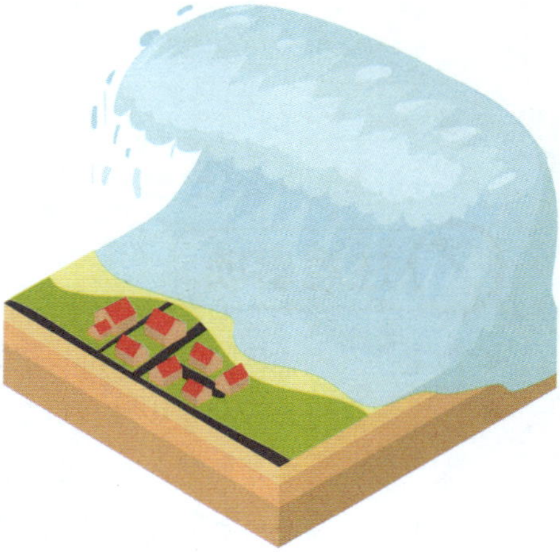

【急救方法】

1

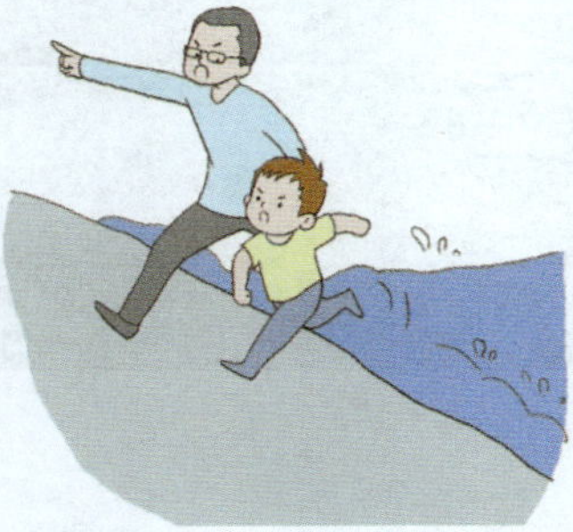

当意识到海啸发生的前兆，一定要尽快离开，要尽量往高处跑，无法逃往高处的时候可以往建筑物里跑。

2

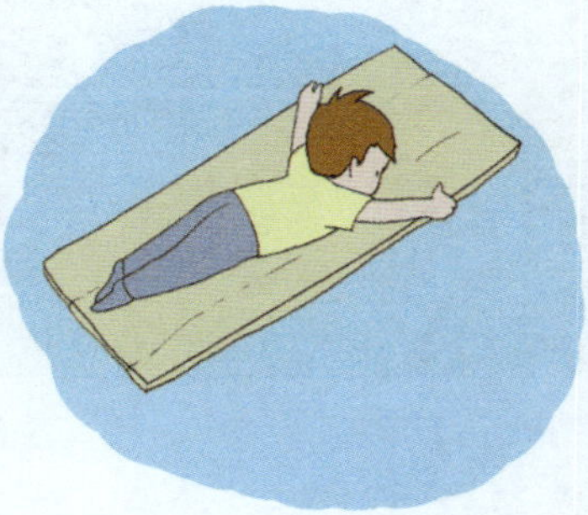

如果在海啸时不幸落水，要尽量抓住木板等漂浮物，同时注意避免与其他硬物碰撞。

3

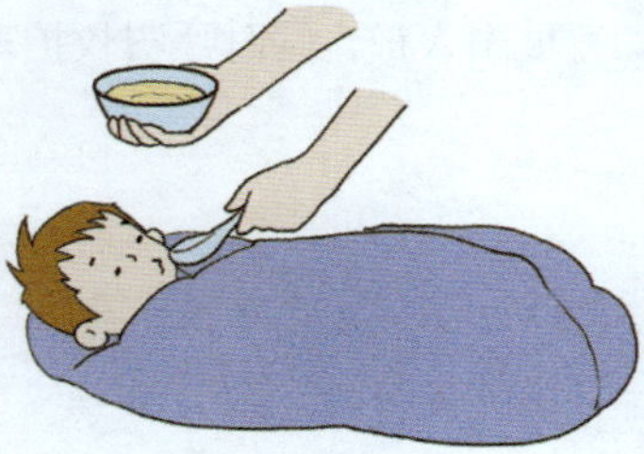

溺水者被救上岸后，最好能放在温水里恢复体温，没有条件时也应尽量裹上被、毯、大衣等保温；可以给落水者适当喝一些糖水以补充体内的水分和能量。

4

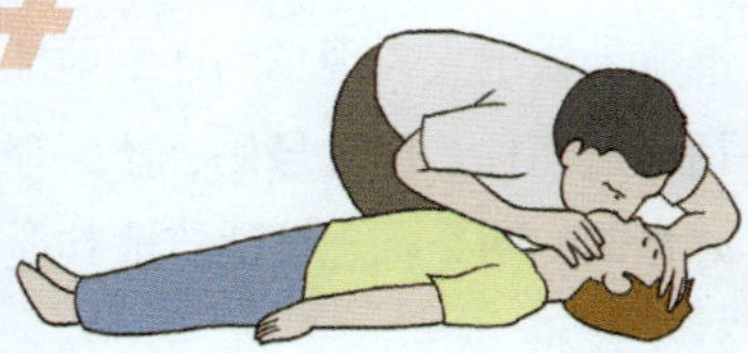

如溺水者心跳、呼吸停止，则应立即交替进行口对口人工呼吸和心肺复苏术。

注意事项

- 卷入海里后，不要脱衣服，因为海水温度偏低。
- 不要喝海水，海水不仅不能解渴，反而会让人出现幻觉，导致精神失常甚至死亡。
- 在水中不要举手，也不要乱挣扎，尽量减少动作，能浮在水面随波漂流即可。这样既可以避免下沉，又能够减少体能的无谓消耗。
- 注意不要采取局部加温或按摩的办法，更不能给落水者饮酒，饮酒只能使热量更快散失。

火灾

当火灾不幸降临时，在浓烟毒气和烈焰的包围下，不少人葬身火海，也有人死里逃生幸免于难。平时要教孩子熟悉住宅所在楼层的结构及各条逃生路径，熟悉建筑物内的消防设施，掌握自救逃生的方法。

【火灾报警电话说什么？】

1 冷静回答“119”总机台的问题，无关的内容不要提及。

2 准确地说出火灾现场的详细地址，包括街道名称、门牌号码、楼层等，最好指明一两个标志性建筑或其他显著标志。

3 说清什么场所起火，如房屋、商店、油库、露天堆场等；尤其要讲明着火物是什么，如电器、木材、液化石油气、汽油、化学试剂等，以便消防部门根据情况派出相应的灭火车辆。

4 火势情况。如：只见冒烟、有火光、燃烧猛烈、蔓延迅速、烟雾弥漫、有无被困人员、被困人数、有多少房屋着火等。

5 报警人姓名及电话号码。

6 报警后，还应派人到路口接应消防车。

7 如有被困人员，同时呼叫救护车。

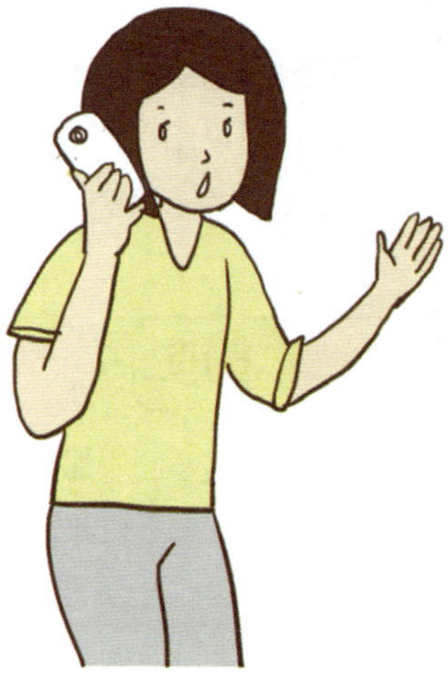

【急救方法】

1 面对浓烟和烈火，首先要保持镇静，迅速判断危险地点和安全地点，尽快撤离。如果是高层楼房，应尽量往底层撤离。

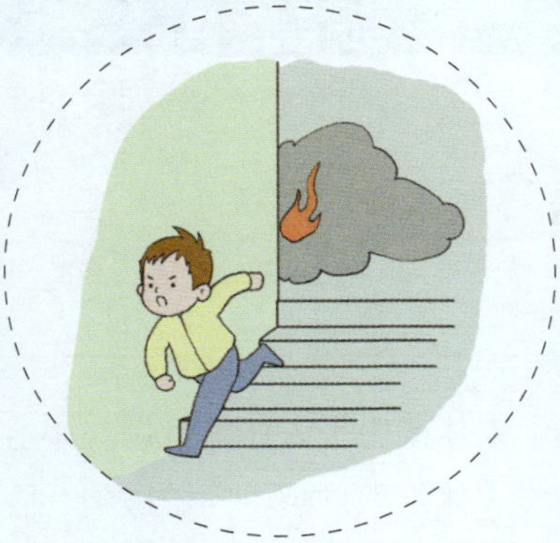

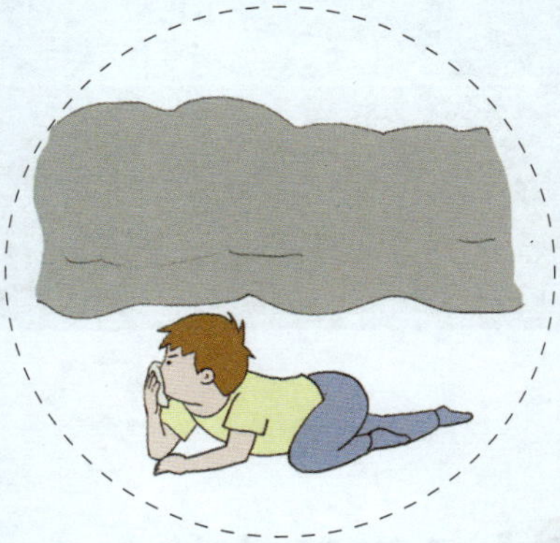

2 如果必须经过充满烟雾的通道，要防止烟雾中毒、预防窒息。可用湿毛巾、口罩、衣服等蒙住口鼻，匍匐前进。

3 当正常的通道已被火焰和烟雾封阻不能逃跑时，可用湿毛巾堵死门窗缝隙，或用水浸湿棉被蒙上门窗，防止浓烟进入室内，等待救援。

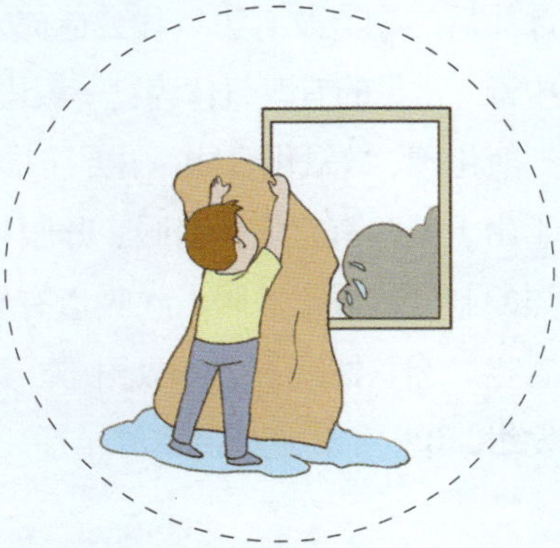

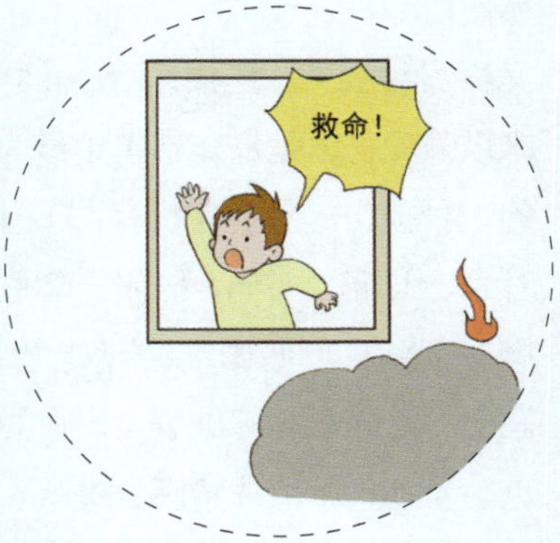

4 等待救援的人员要尽量处在阳台、窗口等易于被人发现和能避免烟火的地方。

注意事项

- 楼梯、通道、安全出口等是火灾发生时最重要的逃生之路，应保证畅通无阻，切不可堆放杂物或上锁。
- 高层建筑发生火灾时可能随时断电，或因热力炙烤导致电梯变形，使人被困梯内，因此，火宅时千万不要乘坐电梯。

爆炸

爆炸是一种突发的恶性事故，都是意外的、突发的、猝不及防的，对人体造成的伤害极其严重，而且是多人同时遇难，需要全体动员紧急救护，减少伤亡和损失。

【分类及症状】

根据爆炸的性质不同，造成的伤害形式多样，严重的多发伤占较大的比例。

1 爆震伤

又称“冲击伤”，距爆炸中心0.5～1.0米以外受伤，是爆炸伤害中最为严重的一种损伤。主要症状有：①耳鸣、耳聋、耳痛、头痛、眩晕。②胸闷、胸痛、咯血、呼吸困难、窒息。③腹痛、恶心、呕吐、肝脾破裂大出血导致休克。④神志不清或嗜睡、失眠、记忆力下降，伴有剧烈头痛、呕吐、呼吸不规则。

2 爆烧伤

爆烧伤实质上是烧伤和冲击伤的复合伤，发生在距爆炸中心1～2米范围内，由爆炸时产生的高温气体和火焰造成。严重程度取决于烧伤的程度。

3 爆碎伤

主要症状有：①爆炸物爆炸后直接作用于人体或由于人体靠近爆炸中心，造成人体组织破裂、内脏破裂、肢体破裂、血肉横飞，失去完整形态。②由于爆炸物穿透体腔，形成穿透伤，导致大出血、骨折。

4 有害气体中毒

爆炸后的烟雾及有害气体会造成人体中毒。常见的有害气体为：一氧化碳、二氧化碳、碳氧化合物。主要症状有：①由于某些有害气体对眼、呼吸道强烈的刺激，爆炸后眼、呼吸道有异常感觉。②急性缺氧、呼吸困难、口唇发绀。③发生休克或肺水肿早期死亡。

【急救方法】

1

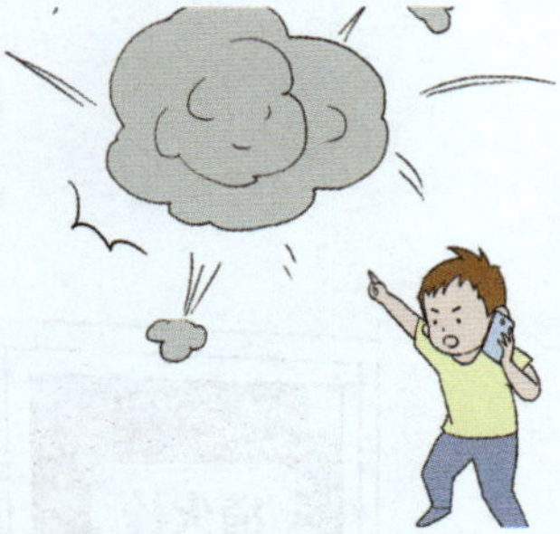

立即组织幸存者自救互救，并向“120”“110”“119”报警台呼救。

2

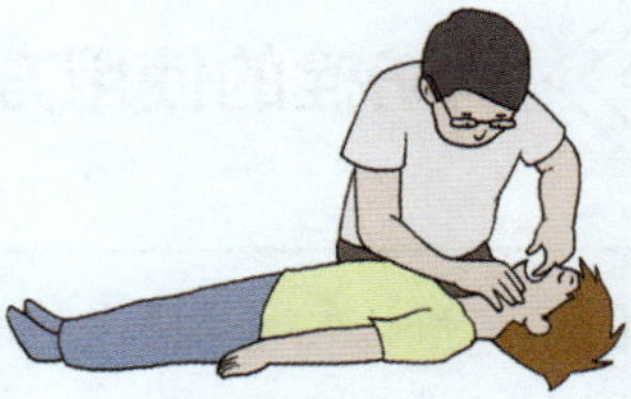

保持伤者呼吸道畅通。迅速设法清除气管内的尘土、沙石，防止发生窒息。神志不清者头侧卧，保证呼吸道畅通。

3

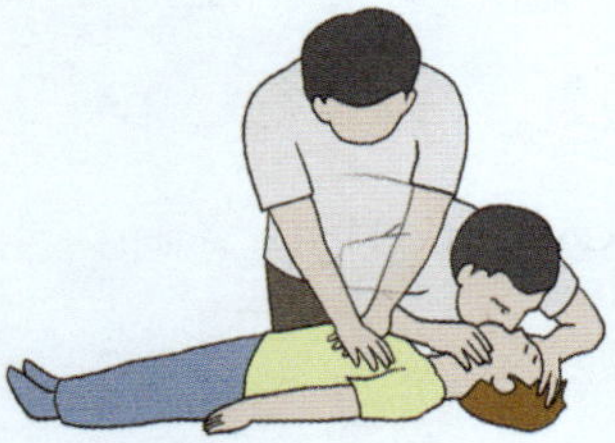

呼吸、心脏停止时，立即进行口对口人工呼吸和心脏按压。已发生心脏和肺的损伤时，慎重应用心脏按压术。

4

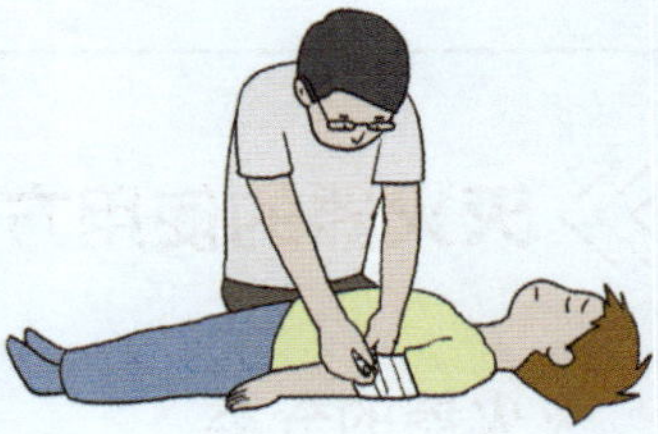

就地取材，进行止血、包扎、固定，搬运伤儿时注意保持脊柱的水平位置，以防止移位而发生截瘫。

注意事项

- 如果炸伤眼睛，不要揉擦和冲洗，因为爆炸伤造成的损害和一般眼伤不同。可滴入适量眼炎眼药水，或不做处理。
- 如果炸伤四肢，要迅速用双手为其压住出血部位的上方止血。如果大量出血，则应用橡皮止血带扎住出血部位的上方，抬高患肢，然后做清创处理，止血带每30分钟要松解一次，以免患部缺血坏死。

附录：常用急救器材的使用方法

消防栓的使用方法

- □ 首先确认火场电源已关闭。
- □ 打开消防栓箱外盖。
- □ 拉出水带，向火场方向展开。
- □ 水带的一端接水龙头，另一端套上射水瞄子（有的消防栓箱已事先接好）。
- □ 打开出水龙头，开始射水。
- □ 旋转射水瞄子的握把，可调整水柱出水或水雾出水。

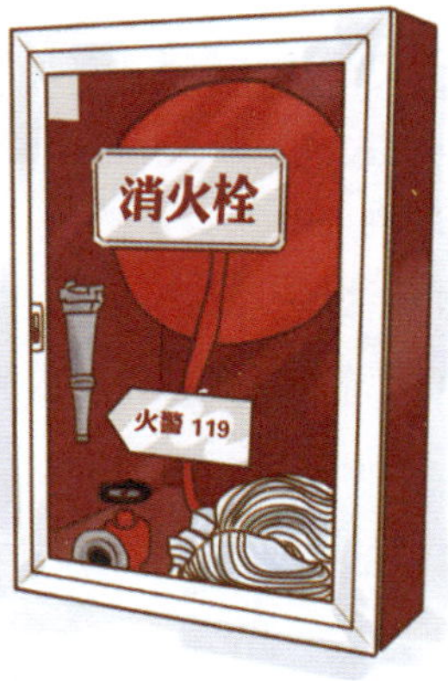

灭火器的使用方法

灭火器的分类

按所充装的灭火剂主要分为：泡沫、干粉、二氧化碳等；按其移动方式可分为：手提式和推车式；按驱动灭火剂的动力来源可分为：储气瓶式、储压式、化学反应式。

1. 干粉灭火器（手提式）

（1）适用范围。

碳酸氢钠干粉灭火器适用于易燃、可燃液体、气体及带电设备的初起火灾；磷酸铵盐干粉灭火器除可用于上述几类火灾外，还可扑救固体类物质的初起火灾。但都不能扑救金属燃烧火灾。

（2）使用方法。

▶ 手提或肩扛灭火器快速奔赴火场，在距燃烧处 5 米左右，放下灭火器。

▶ 如在室外，应选择在上风方向喷射。

▶ 使用的干粉灭火器若是外挂式储压式的，

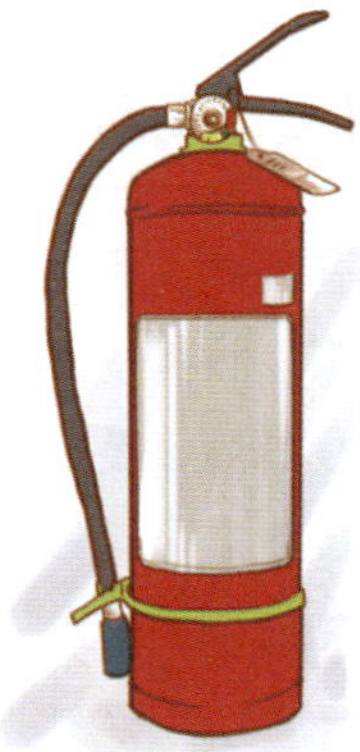

操作者应一只手紧握喷枪、另一只手提起储气瓶上的开启提环。如果储气瓶的开启是手轮式的，则向逆时针方向旋开，并旋到最高位置，随即提起灭火器。干粉喷出后，迅速对准火焰的根部扫射。

▶ 使用的干粉灭火器若是内置式储气瓶的或者是储压式的，操作者应先将开启把上的保险销拔下，然后握住喷射软管前段喷嘴部，另一只手将开启压把压下，打开灭火器进行灭火。有喷射软管的灭火器或储压式灭火器在使用时，一只手应始终压下压把，不能放开，否则会中断喷射。

▶ 干粉灭火器扑救可燃、易燃液体火灾时，应对准火焰要部扫射，如果被扑救的液体火灾呈流淌燃烧时，应对准火焰根部由近而远，并左右扫射，直至把火焰全部扑灭。如果可燃液体在容器内燃烧，使用者应对准火焰根部左右晃动扫射，使喷射出的干粉流覆盖整个容器口表面；当火焰被赶出容器时，使用者仍应继续喷射，直至将火焰全部扑灭。在扑救容器内可燃液体火灾时，应注意不能将喷嘴直接对准液面喷射，防止喷流的冲击力使可燃液体溅出而扩大火势，造成灭火困难。如果当可燃液体在金属容器中燃烧时间过长，容器的壁温已高于扑救可燃液体的自燃点，此时极易造成灭火后再复燃的现象，若与泡沫类灭火器联用，则灭火效果更佳。

▶ 使用磷酸铵盐干粉灭火器扑救固体可燃物火灾时，应对准燃烧最猛烈处喷射，并上下、左右扫射。如条件许可，使用者可提着灭火器沿着燃烧物的四周边走边喷，使干粉灭火剂均匀地喷在燃烧物的表面，直至将火焰全部扑灭。

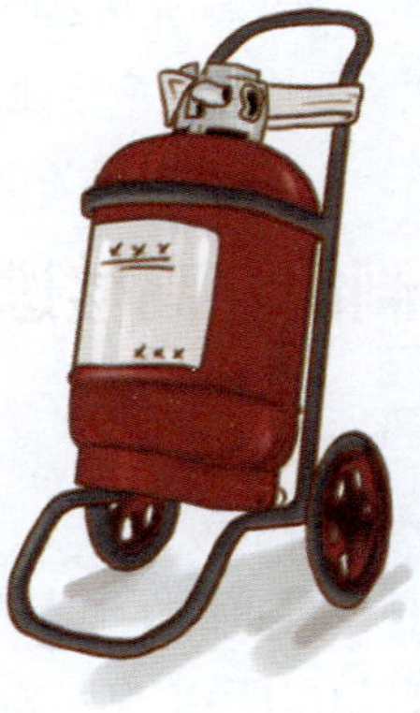

2. 干粉灭火器（推式）

推车式干粉灭火器的使用方式与手提式干粉灭火器的使用方法相同。

3. 空气泡沫灭火器

（1）适用范围。

适用范围基本上与化学泡沫灭火器相同。但抗溶泡沫灭火器还能扑救水溶性易燃、可燃液体的火灾如醇、醚、酮等溶剂燃烧的初起火灾。

（2）使用方法。

▶ 手提或肩扛灭火器迅速奔到火场，在距燃烧物 6 米左右，拔出保险销，一手握住开启压把，另一手紧握喷枪。

▶ 用力捏紧开启压把，打开密封或刺穿储气瓶密封片，空气泡沫即可从喷枪口喷出。

▶ 灭火方法与手提式化学泡沫灭火器相同。但空气泡沫灭火器使用时，应使灭火器始终保持直立状态，切勿颠倒或横卧使用，否则会中断喷射。同时应一直紧握开启压把，不能松手，否则也会中断喷射。

4. 二氧化碳灭火器（手提式）

▶ 距燃烧物 5 米左右，放下灭火器并拔出保险销。

▶ 一只手握住喇叭筒根部的手柄，另一只手紧握启闭阀的压把。

▶ 对没有喷射软管的二氧化碳灭火器，应把喇叭筒往上扳 70 ~ 90 度。使用时，不能直接用手抓住喇叭筒外壁或金属连线管，以防止手被冻伤。

▶ 灭火时，当可燃液体呈流淌状燃烧时，使用者将二氧化碳灭火器的喷流由近而远向火焰喷射。如果可燃液体在容器内燃烧时，使用者应将喇叭筒提起，从容器的一侧上部向燃烧的容器中喷射。但不能将二氧化碳射流直接冲击可燃液面，以防止将可燃液体冲出容器而扩大火势，造成灭火困难。

5. 二氧化碳灭火器（推车式）

▶ 一般由两人操作，使用时两人一起将灭火器推或拉到燃烧处，在离燃烧物 10 米左右停下，一人快速取下喇叭筒并展开喷射软管后，握住喇叭筒根部的手柄，另一人快速按逆时针方向转动手轮，并开到最大位置。

▶ 具体灭火方法与手提式的方法一样。

▶ 使用二氧化碳灭火器时，在室外使用的，应选择在上风方向喷射。在室内窄小空间使用的，灭火后操作者应迅速离开，以防窒息。

自制简易高楼逃生缓降装置

▶ 固定缓降机上段立柱。

▶ 拉出悬臂，伸向窗外。

▶ 将挂环扣在悬臂的固定环上。

▶ 把轮盘从窗口抛下，使绳索展开，查看降落沿途是否顺畅。

▶ 将安全索套在腋下，在胸前束紧扣环。

▶ 双手紧握调速器下的两条绳索，攀出窗外，面向墙壁。

▶ 放开绳索，张开双臂，全身放松，自然降落。

▶ 下降时持续用双手推墙壁，以避免身体撞击墙壁。降至地面时双腿弯曲，以免扭伤脚踝。

▶ 落地后立即解开安全索，以便下一位使用。